栄養食事療法シリーズ ⑥

小児・学童期の疾患と栄養食事療法

食物アレルギー
先天性代謝異常
小児糖尿病
小児肥満

建帛社
KENPAKUSHA

編者

渡邉 早苗　女子栄養大学教授
寺本 房子　川崎医療福祉大学教授
田中 明　女子栄養大学教授
工藤 秀機　文京学院大学教授
柳沢 幸江　和洋女子大学教授
松田 康子　女子栄養大学准教授
高橋 啓子　四国大学教授

刊行にあたって

　科学の進歩・発展がもたらす影響は，人々の生活をより便利に，より効率良い方向へと向かわせ，平均寿命は延び続けている。"健康で長生き"は誰しもの願いであり，生活と健康の質に多くの人たちが関心を持っている。

　現在，生活習慣病の予防が国民的課題となり，メタボリックシンドロームの予防を目的とした特定健康診査及び特定保健指導（平成20年4月）が始まった。

　21世紀は高齢社会と少子化時代を迎えて，要介護高齢者や生活習慣病者の増加をはじめ，医療制度の改革や食環境の変化の中で，健康の維持・増進には個人個人が確かな知識とスキルを身に付けていなければならない。食事に関するマネジメントやケアは高齢者や傷病者にとってはQOLの向上のための支援であり，そのためには健康と病気の関わり，食べ物や調理についての正しい認識を持ち，これらを食生活に展開する能力（実践力）が必要である。

　近年では，メディアを通じてさまざまな情報が流れ，例えば特定の食品やサプリメント，ダイエット法などの効果が誇大に取り上げられている。地球環境の温暖化の問題やスローライフなどの生活スタイルへの回帰を考えると，従来の食材料をバランスよく組み合わせ，さらにそれらを調理し，食事に整えるテクニックを誰もが持つことが望まれる。

　日本人の40歳～50歳代の三大死因は悪性新生物（がん），心疾患，脳血管疾患である。中高年は肥満，糖尿病，脂質異常症，高尿酸血症など，何らかの疾病を抱えて生活しており，これらの疾病は食生活との関わりが大きい。

　本シリーズは，身近な疾病とライフステージで見られる特徴的な疾病を取り上げ，その概要と栄養食事療法についての考え方，さらに食事計画が自分でできるようになるために必要な学習内容を盛り込み，個々人に適した食事計画ができ，さらに，料理のバリエーションごとに，栄養量や調理法のポイントが学べる実用書である。

　家庭において利用できるばかりでなく，管理栄養士・栄養士養成施設に学ぶ学生の教科書，参考書としても大いに役立つものと思っている。本シリーズがより多くの人々に使用されることを願いつつ，今後も諸氏のご批判を頂きながらより使いやすい書にしたいと願っている。

平成21年1月

編者一同

「栄養食事療法シリーズ」の構成と特徴

　本シリーズは，栄養食事療法を実践する方々，栄養食事療法について学んでいる学生，現在臨床の場で実践中の管理栄養士・栄養士の方々に，さまざまな身体状況（病態）を考慮し，ライフスタイルや嗜好にあわせた治療食の食事計画ができるスキルが身に付くことを目的として編集しました。

本シリーズの構成

　栄養食事療法は1品，1食で成り立つものではなく，また，1日限り実践すればよいというものではありません。日々の積み重ねと長期に継続していくものです。そこで，本シリーズでは，栄養食事療法を継続するうえで必要となる病気の知識，栄養食事療法の知識および実践応用に必要なモデル献立の3つの章に分け，それぞれの疾患ごとにまとめてあります。

　病気の解説は医師によりわかりやすく書かれています。栄養食事療法の解説と食事計画：献立例は臨床に携わっている管理栄養士によってすぐに実践・応用できるよう記載されています。献立はすべてカラー写真で示し，料理名，材料と分量，作り方，栄養素量が示されています。さらに栄養食事療法や献立作成に役立つワンポイントメモを随所に掲載しました。

本シリーズ各疾患ごとの構成

病気の解説	疾患の概要，検査と診断，治療
栄養食事療法の解説	栄養食事療法の考え方，栄養基準，栄養食事療法の進め方，食事計画（献立）の立て方，栄養教育
食事計画：献立例	1日のモデル献立（1〜7日） 組み合わせて使用する料理例（単品メニュー） 主食，汁，主菜（魚，肉，大豆，卵・乳類），副菜（緑黄色野菜，淡色野菜，海藻・きのこ，いも類），デザート・間食

モデル献立と単品メニューの活用

　本シリーズの最大の特徴は，1日のモデル献立の主菜や副菜がそのほかの料理と自由に交換ができるように考えて，主食，汁，主菜，副菜，デザート・間食に分けた単品メニューを掲載してあることです。1日のモデル献立写真の見開きページに，その献立のポイントとともに組合せ献立例を*variation*としてあげました。嗜好，家族構成(環境)，地域性などのライフスタイルに合わせて変更・調整してください。さらに，それら組合せ料理例のレシピと料理写真のページには，栄養食事療法実践に必要な調理のポイントやさまざまな食品の特徴などについてのワンポイントアドバイスを1品ずつに掲載しています。これらをヒントに，入れ替えや組み合わせによりメニューの幅がぐっと広がることを期待しています。　（*variation*については，本シリーズに掲載していない料理などもあります。）

　なお，索引ページに各巻のすべての献立名を掲載しました。献立名での検索に役立ててください。

栄養バランスの確認

1日のモデル献立では，糖尿病，腎臓病については栄養食事療法で用いられている食品交換表での単位数を掲載しました。そのほかの疾患では，栄養バランスが一目でわかるように「食事バランスガイド」で用いられているコマを掲載して，1日分の献立の栄養バランスを示しました。たんぱく質や脂質の制限がある疾患では，コマバランスが悪い日もあると思いますが，逆に，これはその疾患の栄養食事療法のポイントと考えてください。

全巻セット付録：
栄養計算 CD-ROM

献立の栄養量は，栄養計算ソフト「エクセル栄養君ver4.5」（建帛社発行）を用いて計算し，10冊の全献立を1枚のCD-ROMに収め，全巻セットに組み入れました。「エクセル栄養君ver4.5」を事前に準備すれば，セット付録のCD-ROMを「エクセル栄養君」にアドインして，栄養量の再調整が可能となります。このテクニックを利用して，管理栄養士・栄養士養成施設に学ぶ方々は，各疾患の栄養食事療法についての考え方と疾患の理解，食事計画のスキルアップをするための学習教材として活用してください。また，ご家庭においては，季節の食品やその日の食材に自由に置き換え，栄養量の確認ができます。献立のバリエーションを増やす一助としてください。（詳しい使い方は，CD-ROMに添付してある資料を参照してください。）

＊CD-ROMは，全巻セット販売にのみ付いています。CD-ROMのみの別売はございません。

献立・料理の栄養計算，PFC比，食事バランスガイドの算出方法について

1. 献立・料理の栄養計算は，五訂増補日本食品標準成分表（以下五訂増補食品成分表）に基づき，建帛社「エクセル栄養君Ver4.5」で栄養計算をしている（小数点以下の四捨五入により「1日の栄養量」の合計値が朝・昼・夕・間食の合計値に一致しない場合がある）。この成分表に収載されていない食品は代替食品を使用するか，公表されている参考値をエクセル栄養君Ver4.5にユーザー登録して栄養計算を行った（ユーザー登録をして栄養計算をしている食品は，10巻セット付録のCD-ROM内のユーザー食品登録ファイル参照）。これらの成分値は，五訂増補食品成分表に収載されている栄養素のすべてが収載されていないので，栄養計算時には登録されていない栄養素は「0」として計算されている。

2. 献立例のPFC比（エネルギー％）の計算は次の式によって計算している。

P比（エネルギー％）＝たんぱく質（g）×4（kcal）／総エネルギー（kcal）×100
F比（エネルギー％）＝脂質（g）×9（kcal）／総エネルギー（kcal）×100
C比（エネルギー％）＝100－（Pエネルギー％＋Fエネルギー％）

3. 食事バランスガイドの「つ（SV）」は次の値によって計算（少数第1位を四捨五入）している。

主食＝ごはん，パン，めん類等の炭水化物40gを1つ（SV）　副菜＝野菜，きのこ，いも，海藻，種実の合計重量70gを1つ（SV），野菜ジュースは140gを1つ（SV）　主菜＝肉，魚，卵，大豆等のたんぱく質6gを1つ（SV）　牛乳・乳製品＝牛乳・乳製品のカルシウム100mgを1つ（SV）　果物＝果物の重量100gを1つ（SV），果汁100％ジュースは200gを1つ（SV）

目 次

「栄養食事療法シリーズ」の構成と特徴 …………………………………5

食物アレルギー　9

食物アレルギーの医学　10
- Ⅰ. 食物アレルギーの概要 …………………………………10
- Ⅱ. 食物アレルギーの検査と診断 …………………………11
- Ⅲ. 食物アレルギーの治療 …………………………………12

栄養食事療法　13
- Ⅰ. 栄養食事療法の考え方 …………………………………13
- Ⅱ. 栄養基準（栄養補給） …………………………………13
- Ⅲ. 栄養食事療法の進め方 …………………………………13
- Ⅳ. 食事計画（献立） ………………………………………15
- Ⅴ. 栄養教育 …………………………………………………17

食事計画｜献立例：3日分　18

組合せ料理例　30

先天性代謝異常　45

先天性代謝異常の医学　46
- Ⅰ. 先天性代謝異常の概要 …………………………………46
- Ⅱ. 先天性代謝異常の検査と診断 …………………………49
- Ⅲ. 先天性代謝異常の治療 …………………………………50

栄養食事療法　51
- Ⅰ. 栄養食事療法の目的と考え方 …………………………51
- Ⅱ. 糖原病の栄養食事療法の進め方 ………………………55
- Ⅲ. ガラクトース血症の栄養食事療法の進め方 …………62
- Ⅳ. フェニルケトン尿症の栄養食事療法の進め方 ………63

食事計画｜献立例：2日分　68

組合せ料理例　76

小児糖尿病　79

小児糖尿病の医学 …… 80
- Ⅰ.小児糖尿病の概要 …… 80
- Ⅱ.小児糖尿病の症状と診断 …… 81
- Ⅲ.小児糖尿病の治療 …… 81

栄養食事療法 …… 83
- Ⅰ.栄養食事療法の考え方 …… 83
- Ⅱ.栄養基準 …… 84
- Ⅲ.栄養食事療法の進め方 …… 84
- Ⅳ.食事計画の立て方 …… 86
- Ⅴ.栄養教育 …… 86

食事計画 ｜ 献立例：3日分 …… 88

組合せ料理例 …… 100

小児肥満　109

小児肥満の医学 …… 110
- Ⅰ.小児肥満の概要 …… 110
- Ⅱ.小児肥満の検査と診断 …… 111
- Ⅲ.小児肥満の治療 …… 112

栄養食事療法 …… 114
- Ⅰ.栄養食事療法の考え方 …… 114
- Ⅱ.栄養基準 …… 114
- Ⅲ.栄養食事療法の進め方 …… 115
- Ⅳ.食事計画（献立）の立て方 …… 115
- Ⅴ.栄養教育 …… 116

食事計画 ｜ 献立例：3日分 …… 118

組合せ料理例 …… 130

料理さくいん …… 140

食物アレルギー

食物アレルギーの医学 …… 10
医師：田中 明（女子栄養大学）

栄養食事療法 …… 13
管理栄養士：恩田理恵（聖徳大学）

食事計画｜献立例 …… 18
管理栄養士：恩田理恵（聖徳大学）

組合せ料理例 …… 30
管理栄養士：恩田理恵（聖徳大学）

食物アレルギーの医学

Ⅰ．食物アレルギーの概要

❶ 食物アレルギーとは

1．免疫とは？

　体内に細菌やウイルスなどが侵入した場合，生体はそれらを異物と認識して体外に排除しようとする防御反応が起こります。このような防御反応によって異物が生体に危害を及ぼすことを免れることを免疫（反応）といいます。体内に侵入した異物を抗原，この抗原を特異的に排除するために生体が作るたんぱく質を抗体といいます。実際にはBリンパ球*1由来の形質細胞が免疫グロブリン（immunoglobulin：Ig）というたんぱく質から抗体を作ります。免疫グロブリンにはIgM，IgD，IgG，IgA，IgEの5種類があり，それぞれの抗体を作ります。抗体は体内で抗原と結合する*2ことにより抗原を無害化します。このようなBリンパ球が関係する免疫反応を液性免疫といいます。一方，Tリンパ球*3は体内に侵入した抗原を直接攻撃します。このようなTリンパ球が関係する免疫反応を細胞性免疫といいます。

2．アレルギーとは？

　ある抗原に対して免疫反応を起こした生体に，再び同じ抗原が侵入した時に過剰な免疫反応が起こり，生体に障害を生じることがあります。このように生体にとって不利な免疫反応を生じる場合をアレルギーといいます。

3．アレルギー反応の種類

　アレルギー反応にはⅠ型，Ⅱ型，Ⅲ型，Ⅳ型の4種類があります（表1）。また，抗原侵入後アレルギー反応が起こるまでの時間によって即時型反応と遅延型反応に分けられます。即時型反応は抗原侵入後数分から数時間で起こ

表1　アレルギー反応の分類（日本アレルギー学会，改変）

型	名称	機序	主な疾患
Ⅰ型	アナフィラキシー型（即時型，IgE依存型）	IgEが関与肥満細胞*4から化学伝達物質	食物アレルギー，薬剤アレルギー，気管支ぜん息，じん麻疹，アレルギー性鼻炎，花粉症，アナフィラキシーショック*5，アトピー性皮膚炎*6，消化管アレルギーなど
Ⅱ型	細胞障害型	IgG，IgM補体*7活性化	不適合輸血*8，自己免疫性溶血性貧血，母子間血液型不適合黄疸*9など
Ⅲ型	免疫複合体型（アルサス型）	IgG，IgM補体活性化	急性糸球体腎炎，全身性エリテマトーデスなどの膠原病，血清病*10など
Ⅳ型	遅延型（細胞性免疫型）	T細胞	接触性皮膚炎，ツベルクリン反応，臓器移植の拒絶反応など

*1 Bリンパ球は骨髄で産生され成熟するリンパ球である。

*2 抗原抗体反応という。

*3 Tリンパ球は骨髄で産生され胸腺で成熟するリンパ球である。

*4 肥満細胞は組織中に存在する細胞で，ヒスタミンやセロトニンを分泌して，アレルギー反応を起こす。白血球の1つである好塩基球と同じ細胞である。

*5 アナフィラキシーショックとは，全身性に激しいアレルギー反応を起こすもので，抗原刺激後数分で冷汗，呼吸困難，嘔吐が出現し，血圧が低下してショック状態になり死亡することもある。

*6 アトピーとは，健常者では抗体産生が起こらないような微量の抗原刺激でも抗体を産生する遺伝的な素質をいい，アレルギー反応を起こす。

るもので，Ⅰ型，Ⅱ型，Ⅲ型がこれに属し，液性免疫が関与します。遅延型反応は抗原侵入後 24 時間から 48 時間後に起こるものでⅣ型がこれに属し，細胞性免疫が関与します。

4．食物アレルギーとは？

食物により起こるアレルギー反応で，大部分は液性免疫が関与するⅠ型アレルギー（即時型）反応を生じますが，細胞性免疫の関与する遅延型アレルギー反応を生じることもあります。Ⅰ型アレルギーでは抗原をアレルゲン，抗体をレアギンといいます。

❷ 食物アレルギーを起こす食品

ほとんどの食品がアレルギーを起こしますが，アレルギー反応を起こしやすい食品や頻度の低い食品があります。食物の添加物がアレルギーを起こす場合や加熱・脱水によりアレルギーを起こしにくくなる場合もあります。

アレルギーを起こしやすい食品には，鶏卵，牛乳，大豆，小麦，そば，豚肉，牛肉，えび，かに，さば，かつお，かき（貝類），トマト，なす，たけのこ，ほうれんそう，キウイ，バナナなどがあります。

頻度の低い食品は，鶏肉，たい，はまち，あゆ，米，麦，キャベツ，だいこん，かぶ，かぼちゃ，じゃがいも，砂糖，植物油などです。

食物アレルギーには，即時型と遅延型があります。即時型を示す食品には魚肉，卵白など，遅延型を示す食品には牛乳，鶏卵，豚肉，豆類，とうもろこし，かんきつ類などがあります。

❸ 食物アレルギーの症状

経口的に摂取された食物（抗原）は，まず消化管で抗体と結合して消化管のアレルギー症状を起こしますが，消化管から吸収されて全身に広がり，全身の組織で抗体と結合してさまざまな全身アレルギー症状を起こします。

消化器症状（消化管アレルギー）では下痢，腹痛，嘔吐，口腔アレルギー（口腔・口唇・咽頭部の刺激感・かゆみ・腫脹など）など，呼吸器症状では気管支ぜん息，アレルギー性鼻炎，喉頭浮腫などを認めます。また，じん麻疹，アトピー性皮膚炎，紅斑，かゆみなどの皮膚症状，アナフィラキシー症状を認めます。特に，食物を摂取した後運動により誘発されるものを食事依存性運動誘発アナフィラキシーといいます。

Ⅱ．食物アレルギーの検査と診断

食物アレルギーの診断は，症状がアレルギー反応によるものか，どの食品によるのかを明らかにします。

＊7 補体は抗体の作用を補うたんぱく質である。

＊8 血液型の異なる血液を輸血すること。赤血球破壊を生じる。

＊9 新生児の赤血球が破壊され黄疸を生じる。

＊10 血清病は破傷風や狂犬病の治療で異種の血清を用いることにより起こる。

1．食事除去試験

　問診によりアレルゲンとして疑わしい食品を推定し，1～2週間食事から除去して，それによって症状が消失するかを観察する試験です。

2．食事負荷試験

　食事除去食で症状が消失した後，原因となる食品を与えて症状が再現するかを観察する試験です。対象者の心理的な影響を除くため，原因食物を凍結乾燥粉末などにして与えます。少量から始め，増量して症状が出現するかを少なくとも48時間観察します。

3．特異的IgE抗体測定検査

　疑わしいアレルゲンに対する特異的なIgE抗体を検出，定量する方法です。radioallergosorbent test（RAST）といわれています。

4．スクラッチテスト

　細い注射針で皮膚に2～3mmの傷をつけ，その部位に疑わしいアレルゲンを滴下して15分後に皮膚の膨疹や発赤の出現の有無を観察します。IgEの関与するI型アレルギーの有無を検査する方法です。

5．パッチテスト

　遅延型アレルギーの有無を検査する方法です。アレルゲンをしみ込ませたテープなどを皮膚に貼付し，48時間後に除去し，さらに30分後に皮膚の膨疹や発赤の出現の有無を観察します。

III. 食物アレルギーの治療

❶ 除去食療法

　食物アレルギーの多くは比較的短い年月の間に自然治癒します。まず，厳格なアレルゲン診断をもとにして，アレルゲンとなる食品を除去します。加工や熱処理など調理した場合にも除去食療法が必要かを診断します。また，母乳栄養児の場合，母親も除去食療法が必要かを診断します。日常欠くことのできない食品については代替食品を用います。除去後数カ月して，アレルゲンとなった食品を再投与するとアレルギーが治癒していることがありますので，数カ月ごとに除去食品を再検討し，無用な除去食療法をしないようにすることが重要です。

❷ 薬剤療法

　除去食療法で効果が得られない場合，原因が不明の場合は抗アレルギー薬を使用します。

栄養食事療法

I. 栄養食事療法の考え方

　食物アレルギーの栄養食事療法の基本は，抗原となる食品の除去です。食物アレルギーは対象児ごとに原因となる食品（アレルゲン）が異なり，治癒していく過程もさまざまなため，栄養食事療法は個別の対応が重要です。アレルゲン除去食の適応は，①食物アレルギーが症状の原因になっている，②アレルゲン除去食が症状の消失，軽快に有効である，③アレルゲン除去食によりQOLの改善がみられる場合です。

　さらに，除去食の実施による栄養不良を防止するために代替食品を活用します。小児の食物アレルギーでは，成長に伴ってアレルゲン食品に対する耐性が生じてくるので，定期的に検査[*1]を行い，その結果に応じて食物負荷試験を検討し食品の除去の緩和を行います。

[*1] 3歳未満では6カ月ごと，3歳以上6歳未満では6カ月から1年ごと，6歳以上では1年ごとまたはそれ以上の期間で，特異的IgE抗体測定検査（RAST）を行う。

II. 栄養基準（栄養補給）

　栄養量は，対象児の性別，年齢，身体活動レベルに該当する「日本人の食事摂取基準」に準じて対応します。アレルゲンが卵，牛乳，小麦，大豆などの場合，厳格な除去によるエネルギーやたんぱく質不足は避けなければなりません。特定の食品に偏ることなく栄養のバランスを考えた食事を組み立てることが必要です。また，カルシウムや鉄，ビタミンDなどのミネラルやビタミンが不足しやすいので積極的に摂取するようにします。

❶除去する食品に合わせて代替食品を活用し，栄養不足を補います（表2～4）。

❷病者用特別用途食品[*2]などを活用します。

❸たんぱく質は高分子のまま吸収され，過敏症を引き起こす誘因となるため過剰摂取を避けます。

[*2] 特定の食品アレルギーの原因物質である特定のアレルゲンを除去したアレルゲン除去食品。

III. 栄養食事療法の進め方

　除去食療法には，加工食品中の成分も含めてアレルゲンとなる食品を除去する完全除去食[*3]，アレルゲンの食品そのもののみを制限する方法，加熱処理や酵素処理した食品あるいは低アレルゲンの食品を使用する方法があります。通常，除去食は食物アレルゲンに対する耐性獲得の妨げにならないように必要最低限の範囲で行います。アレルゲンの除去の際には以下のような点に注意します。

[*3] 完全除去食：アレルギー症状が強く，生命に危険である場合などに適応される。多くは2歳以下で対象となる。

表2　卵がアレルゲンのときに除去する食品と代替食品の例

反応の強さ	卵・鶏肉が含まれる食品	他の食品との加工品	代替食品
強	（卵が多量に使われている食品） 鶏卵，うずら卵（生・ゆで卵） たまご焼き，目玉焼き，オムレツ，茶碗蒸し	すじこ・イクラ・たらこ （卵と植物油脂が使われている食品） インスタントラーメンなどの卵の入っているインスタント食品 マヨネーズ （卵・牛乳が使われている食品） アイスクリーム，プリン，ケーキ，ミルクセーキ，カステラ，あわゆき，丸ボーロ （その他） 生そば（つなぎに卵を使ったもの） ハム，ソーセージ	アレルギー用ラーメン，スパゲッティ，ひやめん アレルギー用マヨネーズ 重曹やイーストで作ったケーキ・パン・ビスケット，卵の入っていない和菓子，シャーベット 卵成分を含まないハム，ソーセージ，ウインナー
中	（鶏肉・鶏肉を使った手作り料理） （卵を少量使った手作り料理や菓子） （卵が少量入った食品） チキンコンソメ・卵つなぎのめん類，かわらせんべい・卵ボーロ 卵の使われた菓子 インスタントスープの素 かまぼこ・竹輪・はんぺんなどの練り製品，すり身の一部 天ぷら粉	（卵・牛乳・植物油脂が使われている食品） ビスケット・クッキー・かりんとう インスタントココア カツ・フライ・天ぷらの衣（市販品，冷凍） 食パン・菓子パン （すじこ・イクラ・たらこ以外の魚の卵） かずのこ，うに， ししゃもの卵，はたはたの卵	うさぎ肉，きじ肉，七面鳥 ホロホロ鳥，かえる肉 純粋な小麦粉，かたくり粉，コーンスターチの衣やつなぎ アレルギー用スープの素 アレルギー用練り製品・自家製すり身
軽	（微量の混入があるもの） 酢・果実酢の一部 メープルシロップ・はちみつ コンソメスープ	鴨・合鴨の肉	

（角田和彦：アレルギーっ子の生活百科　第三版（近代出版）p.245，2005 より改変）

表3　牛乳がアレルゲンのときに除去する食品と代替食品

反応の強さ	牛乳・牛肉が含まれる食品	他の食品との加工品	代替食品
強	（牛乳そのものが多量に使われている食品） 牛乳，山羊乳，コーヒー牛乳 フルーツ牛乳，ミルクココア クリープ ヨーグルト，ヤクルト，カルピス，ジョアなどの乳酸菌飲料，生クリーム，チーズ	（大量の牛乳と卵や多量の植物性油脂が使われている食品） 粉ミルク，マーガリン，インスタントカレールウ・ホワイトソース，グラタン，インスタントラーメン，プリン，カステラ，アイスクリーム，ケーキ，シェイク，チョコレート	（アレルギー用粉ミルク） 森永ニューMA-1 明治ミルフィHP 明治エレメンタルフォーミュラ ココナッツミルク ピュアココア（純粋なもの） アレルギー用菜種マーガリン 綿実ショートニング アレルギー用カレールウ・ホワイトシチュールウ アレルギー用チョコレート
中	（牛肉および牛乳を使った手作り料理） （牛乳を少量使った手作り料理・菓子） （牛乳が入った市販菓子類） バターあめ，キャラメル，キャンデー，ドロップ，チューインガム，シャーベット，粉末ジュース・ソーダ （その他） バター，インスタントマッシュポテト，ベビーフード	（牛乳・卵・植物性油脂が使われている食品） 食パン，コッペパン，菓子パン，インスタントスープ，ポタージュ，ビスケット，ウエハース，クッキー，ホットケーキミックス ハム・ソーセージなどの加工品，豆乳	アレルギー用菓子・パン ソーダクラッカー，氷砂糖 自家製の牛乳を使用しない菓子・パン かき氷 牛成分を含まないハム・ソーセージ，うさぎ肉のハム・ソーセージ，鹿肉，馬肉，くじら肉，豚肉，カンガルー肉
軽	（微量の混入があるもの） 果物の缶詰，100％その他の果汁ジュース，ゼラチン		自家製ジュース

（角田和彦：アレルギーっ子の生活百科　第三版（近代出版）p.243，2005 より改変）

表4 小麦がアレルゲンのときに除去する食品と代替食品

反応の強さ	小麦が含まれる食品	代替食品
強	小麦,大麦,ライ麦 (輸入小麦で作られた食品) パン,うどん,そば,スパゲッティ マカロニ,ラーメン パン粉,天ぷら,フライの衣 ぎょうざ,しゅうまい,春巻き クッキー,ビスケット,ケーキなどの小麦で作ったお菓子 麩 (輸入小麦で作られた学校給食のパン)	オーツ麦,ワイルドオーツ麦,ひえ粉,あわ粉,きび粉,アマランサス粉 キアヌ粉 (上記の粉で作った菓子・パン,めん,ビーフン)
中	ウスターソース 粉のシナモンなどの香辛料 カレールウ,シチューの素 国産小麦,小麦胚芽(油)	
軽	大豆しょうゆ 麦みそ 水あめ(小麦麦芽から作ったもの) 麦で作った酢(一般の醸造酢)	米しょうゆ,雑穀しょうゆ 米みそ,雑穀みそ 米酢,りんご酢,ワインビネガーなど

(角田和彦:アレルギーっ子の生活百科 第三版(近代出版) p.248, 2005 より改変)

❶ 調理器具や食器からアレルゲンが混入しないように注意します。

❷ アレルゲンが卵,牛乳,小麦,大豆などの場合,加工食品や半加工食品,レトルト食品,インスタント食品,市販の総菜などに使用されていることが多いので,これらの食品の使用には注意が必要です。

❸ アレルゲンとならない安全な食品を同じ食品群から探し,摂取可能な食品の種類を増やします(表5)。同時に,交叉反応[*4]を起こす食品がないことを確認します。例えば,鶏卵アレルゲンに対する他の卵類や鶏肉,牛乳アレルゲンの場合の牛肉などです。

❹ アレルゲン食品が複数ある場合は,1つの原因食品が4〜7日間隔で摂取できるように,少量ずつ交互に食べさせ過敏性を和らげていきます(回転食[*5])。

*4 抗体が対応する抗原とは無関係とみられる他の食品の抗原とも反応すること。

*5 アレルゲン,アレルゲンとなりやすい同一の食品を一定の日数をおいて与える方法。通常は4日以上あけることが必要である。

Ⅳ. 食事計画(献立)

❶ 献立の立て方

❶ **油脂と甘いものを少なくした和食が基本** 特に油の多い魚や魚卵,肉の脂や肝臓,牛乳・チーズ・バターなどの乳製品や卵およびその加工品,ナッツ類はアレルゲンに該当しない場合でも摂取量は控えめにします。植物油(大豆油,コーン油,なたね油)は少量使用とし,大豆油の混入の少ないアレルギー用の油を摂取します。

表5　アレルゲン食品の特徴と食品の利用法

高温加熱による影響	アレルゲン性の減弱あり：卵，牛乳，肉類，果実 減弱なし：豆類，ナッツ類，魚介類，穀類
酵素によるたんぱく質分解食品	アレルギー用ミルク 低アレルギー米，低アレルギー小麦，低アレルゲン大豆
食品の種類，部分によるアレルゲン性の差異を利用	卵白＞卵黄（固ゆで），卵白＞鶏肉 ミルク＞牛肉 小麦＞大麦＞ライ麦＞オートミール 牛肉＞鶏肉＞豚肉＞うさぎ肉＞七面鳥＞馬肉
食品加工・発酵による食品のアレルゲン性の変化	ロースト豆＞煮豆＞豆腐＞納豆＞みそ＞しょうゆ 強力粉＞薄力粉＞調味料 生鮮魚介類＞干物＞燻製＞缶詰
アレルゲン食品を材料としない代替料理メニューの工夫	

表6　仮性アレルゲン食品

ヒスタミン・セロトニン・コリンなどを多く含む食品	
野菜類	ほうれんそう，なす，たけのこ，トマト，えのきたけ
いも類・穀類	やまのいも，さといも，やつがしら，くわい，そば
果実類	バナナ，アボカド，キウイ，パインアップル，プラム
魚介類	鮮度の悪い青魚（さば，いわし，まぐろ，かつお，さんま），たら，えび，かに，いか，たこ，あさり，はまぐり，かき
肉類・乳製品	牛肉，鶏肉，チーズ
豆類	ピーナッツ，くり，くるみ，ココア
サリチル酸化合物様物質を含む食品	
野菜・果物類	きゅうり，トマト，アーモンド，りんご，グレープフルーツ，あんず，いちご

❷ **野菜の煮汁やみそ汁（大豆アレルギーは除く）を取り入れる**　旬の野菜や果物，できるだけ自然に近い状態の汚染の少ない豚肉や地鶏，魚を選択します。特にカルシウムを適度に補給するうえからも，十分な量の緑黄色野菜類や海藻を食事の中に取り入れます。

❸ **揚げる・炒める調理法は減らし，煮る・蒸す・焼くという調理法の活用**　生食は抗原が強く出やすいので避けます。熱を通し消化しやすい食品を摂取します（表5）。

❹ **化学調味料は使用しない，天然の塩の活用**　ミネラルを含んだ天然塩（海水からの海塩や岩塩）は旬の食品のうま味を十分に引き出します。砂糖，塩を控えめにし，だし，しょうゆ，みそ，みりん，酒，酢，ケチャップ，トマトピューレ，ウスターソース，スパイスなどを上手に使用します。

❺ やまのいも，そば，キウイ，バナナ，チョコレート，ピーナッツ，チーズ，たけのこ，なす，メロンなどの仮性アレルゲン食品*6は離乳食には不向きです。ほうれんそうやトマトなどの反応が強い仮性アレルゲン食品は

*6　化学物質と同じ，ないしは類似の構造を持ち，免疫反応によらないが大量摂取するとアレルギー症状を誘発するといわれる食品。

離乳後期から十分に加熱して使用するようにします（表6）。

6 食品添加物*7が使用されていないものを摂取します。

7 アレルギー症状を発症していて体調がすぐれないときには，消化・吸収能力が低下しています。流動食にする，繊維の柔らかい食品を選択する，易消化の形にするなど胃腸に負担をかけないようにしましょう。また，仮性アレルゲンの食品の大量摂取は避けます。

*7 防腐剤，防カビ剤，合成着色料，発色剤，漂白剤，人工香料など。

V. 栄養教育

❶ 栄養教育の前に

対象児のアセスメントとして，性別，年齢，身長・体重，体格指数，家族構成，日常生活の把握，現病歴，既往歴，家族歴，アレルギー検査（IgE-RAST）・生化学検査（栄養状態の把握）結果の把握が必要です。さらに，過敏食物と除去食物の内容や栄養状態，病態の程度や食物制限の程度など，医師の指示を確認します。

❷ 栄養教育の実際

1．主治医からの指示の確認

対象児の過敏食物と除去食物の確認を行います。定期的に指導していくために最初の動機づけが重要です。

2．食物日誌の記入

アレルゲン食品の同定や除去の緩和および生活上の発症要因を把握するため，食物日誌*8を記録してもらいます。持参された食物日誌を見ながら，除去の確認や混入の有無をチェックします。

*8 調理・献立，嗜好，アレルゲン混入の有無，薬剤，症状の変化，精神状態（児童および保護者）などを記録する。

3．栄養食事療法および食物除去の説明

・栄養食事療法の目的と予後について十分に説明し，代替食品や病者用特別用途食品などの活用（食材の入手方法，調理方法・味付け，献立のポイント）などを指導します。

・同一食品でもメーカーにより原材料が異なることが多いので，加工食品などの表示内容が理解できるように，その見方を指導します。

・過食はアレルギー発作を起こしやすいため，過食しないように指導します。

・十分消化できるようによく噛むことを指導します。

・牛乳がアレルゲンの場合，カルシウム不足に注意します。

・対象児が保育所や学校などの集団給食を受けている場合は，施設や学校との連絡を密にし，給食での対応の有無や弁当の持参などの指導を行います。

保護者への配慮

母子の心理的不安を軽減するため，対象児の重症度，母親の理解能力，家族の理解度，心理的ストレスなどに配慮し，医師とともに栄養面や発育発達を評価する。家族内の理解・援助の提案や社会生活への適応なども考慮する。

食事計画 ｜ 献立例 1 ｜ 1,300 kcal（卵アレルギー）

朝夕は和風，昼が洋風の献立

朝

献立	1人分材料・分量（目安量）	作り方
ごはん 主食	ごはん 120 g	
かぶのみそ汁 汁	かぶ 30 g かぶの葉 8 g だし汁 120 g みそ 7 g	① かぶは皮をむき，食べやすい大きさの5mm厚さに切る。葉は細かく切っておく。 ② だし汁にかぶを入れ軟らかく煮，みそを入れ，最後にかぶの葉を散らす。
納豆の おかか和え 主菜	挽きわり納豆 30 g かつお節 0.5 g しょうゆ 0.8 g	① 挽きわり納豆にかつお節としょうゆを混ぜ盛り付ける。
かぼちゃの 炒め煮 副菜	かぼちゃ 40 g なたね油 1 g だし汁（適宜） 砂糖 2 g しょうゆ 1 g	① かぼちゃはところどころ皮をむく。 ② 鍋に油を熱し，かぼちゃを炒める。 ③ ②にだし汁を入れて軟らかく煮，さらに砂糖，しょうゆで味付けする。

午前の間食

献立	1人分材料・分量（目安量）	作り方
みかん	みかん 60 g	
牛乳	牛乳 100 g	

昼

献立	1人分材料・分量（目安量）	作り方
炒飯 主食	ごはん 120 g 豚ひき肉 30 g たまねぎ 30 g にんじん 7 g ピーマン 5 g オリーブ油 3 g 塩 0.5 g しょうゆ 3 g	① たまねぎ，にんじん，ピーマンは，粗いみじん切りにする。 ② 鍋にオリーブ油を熱し，豚ひき肉を炒め，さらに①の野菜を入れてよく炒める。 ③ ごはんを入れて炒め，塩，しょうゆで味付けする。
フレンチ ドレッシング サラダ 副菜	レタス 15 g きゅうり 15 g ミニトマト 20 g フレンチドレッシング 7 g	① 野菜はよく洗い，レタスは食べやすい大きさにちぎり，きゅうりは小口切りにする。ミニトマトは半分に切る。 ② ①の野菜をフレンチドレッシングで和え，器に盛る。
お茶 飲み物	ほうじ茶 50 g	

食物アレルギー

献立	1人分材料・分量（目安量）	作り方
午後の間食　さつまいもとりんごの重ね煮	さつまいも 50 g りんご 10 g 干しぶどう 10 g 砂糖 5 g 塩 0.1 g 無塩バター 2 g	① さつまいもは皮をむき，さいの目に切り水にさらす。りんごは皮をむき，いちょう切りにする。 ② 干しぶどうは温湯につけておく。 ③ 鍋に水を適量入れ，さつまいもをゆでる。 ④ さつまいもが軟らかくなってきたら，りんごを加え調味料を加え煮る。最後に干しぶどうを加える。
牛乳	牛乳 100 g	

献立	1人分材料・分量（目安量）	作り方
夕　ごはん　主食	ごはん 120 g	
豆腐とねぎのスープ　汁	木綿豆腐 25 g 長ねぎ 1 g だし汁 120 g 塩 0.6 g しょうゆ 1 g	① 豆腐はさいの目に切る。ねぎは小口切りにする。 ② だし汁を温め，豆腐とねぎを入れ，ひと煮立ちしたら調味し火を止める。
むつのみそ漬焼き　主菜	むつ 30 g みそ 3 g なたね油 2 g	① むつはみそに 30 分以上漬け込む。 ② ①を薄く油を引いたフライパンで焼く。 ＊魚はほぐしながら子どもに与える。
チンゲンサイの磯辺和え　副菜	チンゲンサイ 30 g のり 0.2 g しょうゆ 3 g	① チンゲンサイは食べやすい大きさに切り，熱湯でゆで，水気をしぼる。 ② のりはもむようにしてちぎる。 ③ 食べる直前に①，②としょうゆを合わせる。
野菜の炒め煮　副菜	だいこん 40 g にんじん 10 g さやえんどう 5 g 生しいたけ 5 g なたね油 2 g だし汁 10 g 砂糖 1 g しょうゆ 3 g	① だいこんとにんじんはいちょう切りにする。 ② さやえんどうはゆでて斜めに切っておく。 ③ しいたけは一口大に切る。 ④ 鍋に油を熱し，にんじん，だいこんの順で炒める。 ⑤ だし汁を適量加え，しいたけを加える。だいこんとにんじんを軟らかく煮，調味料を加える。 ⑥ 最後にさやえんどうを加え混ぜる。

1日の栄養量

	E(kcal)	P(g)	F(g)	食塩(g)
朝	338	10.6	5.1	1.3
午前の間食	95	3.7	3.9	0.1
昼	351	9.7	10.9	1.2
午後の間食	203	4.2	5.6	0.2
夕	349	12.0	9.5	2.0
計	1,336	40.2	35.0	4.8

P：F：C　P 12.0　F 23.6　C 64.4　%

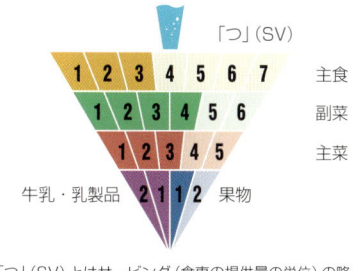

食事バランスガイド

「つ」(SV) とはサービング（食事の提供量の単位）の略

食事計画献立例1

食事計画｜献立例 1　　1,300 kcal（卵アレルギー）

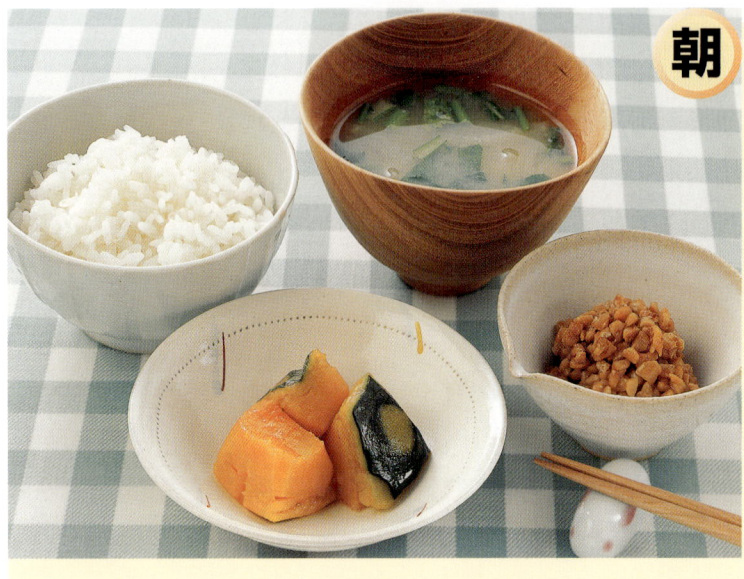

 朝

●納豆は食べやすく挽きわり納豆で

主食	ごはん
汁	かぶのみそ汁 *variation* なめことだいこんのみそ汁
主菜	納豆のおかか和え *variation* 豆腐のうすくず煮　*p.36*
副菜	かぼちゃの炒め煮 *variation* 菜の花とほたてのお浸し　*p.37*

	E（kcal）	P（g）	F（g）	食塩（g）
ごはん	202	3.0	0.4	0.0
かぶのみそ汁	22	1.4	0.6	1.0
納豆のおかか和え	61	5.4	3.0	0.1
かぼちゃの炒め煮	54	0.8	1.1	0.1

●炒め油はオリーブ油を使って

主食	炒飯 *variation* カレーピラフ　*p.30*
副菜	フレンチドレッシングサラダ *variation* じゃがいもとひじきのサラダ　*p.38*
飲み物	ほうじ茶

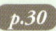 昼

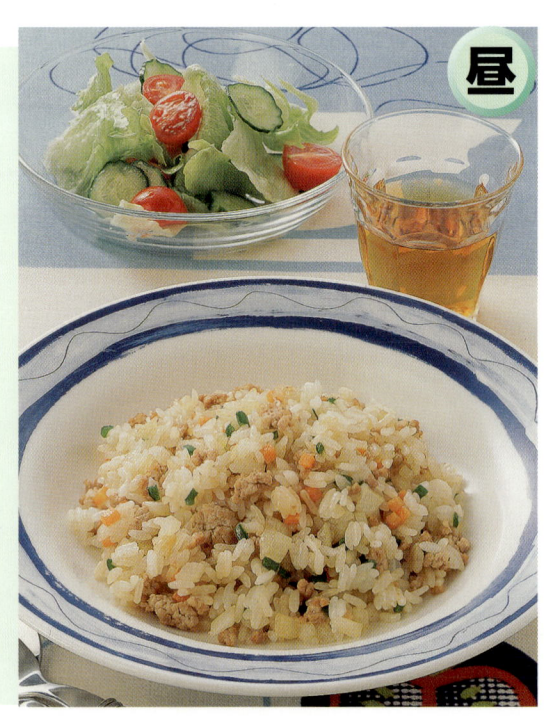

	E（kcal）	P（g）	F（g）	食塩（g）
炒飯	312	9.2	7.9	1.0
フレンチドレッシングサラダ	38	0.5	3.0	0.2
ほうじ茶	0	0.0	0.0	0.0

食物アレルギー

● チンゲンサイは磯辺和えにして食べやすく

主食	ごはん
汁	豆腐とねぎのスープ *variation* はるさめスープ *p.32*
主菜	むつのみそ漬焼き *variation* いわしハンバーグ *p.33*
副菜	チンゲンサイの磯辺和え *variation* 柿なます *p.38*
副菜	野菜の炒め煮 *variation* なまりと切干しだいこんのいり煮 *p.37*

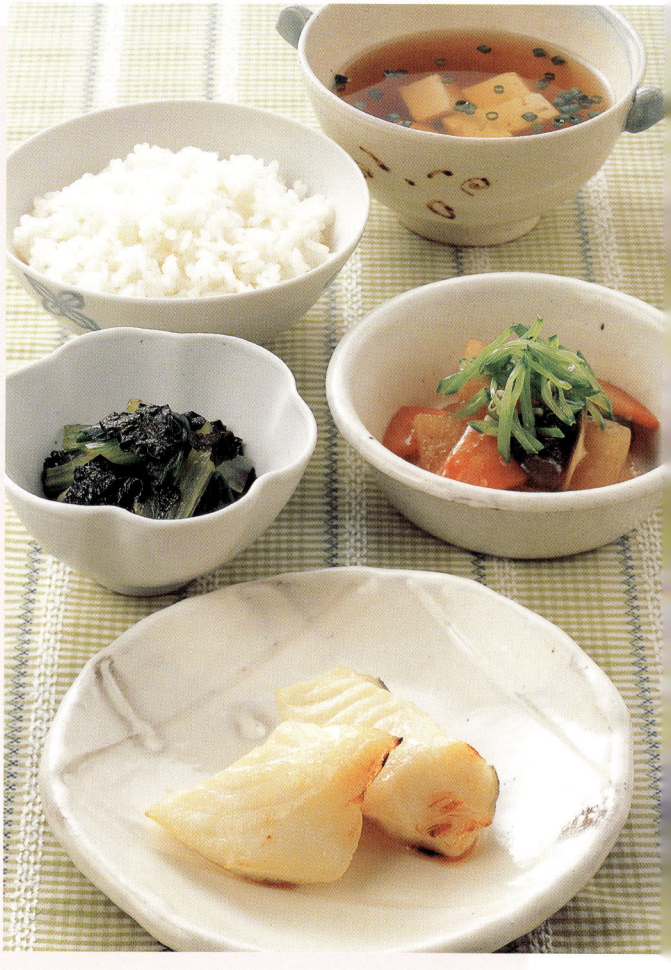

	E(kcal)	P(g)	F(g)	食塩(g)
ごはん	202	3.0	0.4	0.0
豆腐とねぎのスープ	23	2.3	1.2	0.9
むつのみそ漬焼き	82	5.3	5.9	0.2
チンゲンサイの磯辺和え	5	0.5	0.0	0.5
野菜の炒め煮	38	0.8	2.1	0.5

間食

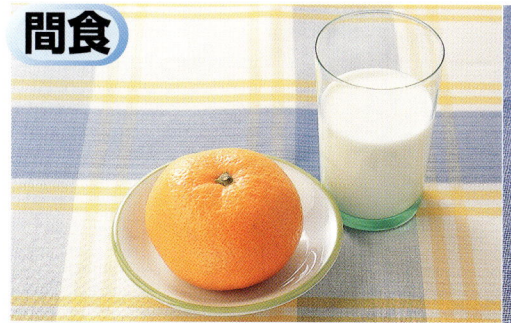
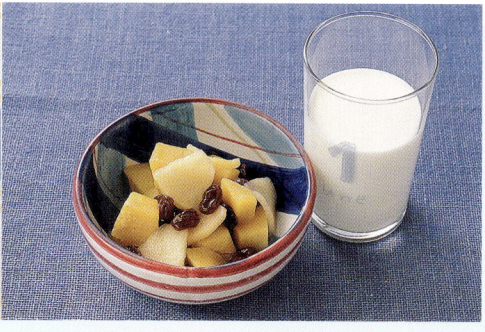

| 間食 | みかん
牛乳 |
| 間食 | さつまいもとりんごの重ね煮
牛乳 |

	E(kcal)	P(g)	F(g)	食塩(g)
みかん	28	0.4	0.1	0.0
牛乳	67	3.3	3.8	0.1
さつまいもとりんごの重ね煮	136	0.9	1.8	0.1
牛乳	67	3.3	3.8	0.1

食事計画 | 献立例 2 | 1,300 kcal（牛乳アレルギー）

朝は洋風，昼はめん類にデザート付き

朝

献立	1人分材料・分量（目安量）	作り方
トースト（主食）	食パン 50 g いちごジャム 15 g	
うずらの巣ごもりたまご（主菜）	うずら卵 20 g（1個） ほうれんそう 25 g オリーブ油 2 g 塩 0.2 g	① ほうれんそうは洗ってかためにゆで，2 cm位に切る。 ② フライパンにオリーブ油を熱し，真ん中にくぼみを持たせてほうれんそうを丸く広げる。 ③ うずらの卵を割り入れ，中火でふたをする。 ④ 塩を振り，盛り付ける。
菜の花とトマトのサラダ（副菜）	トマト 20 g 菜の花 20 g マヨネーズ 10 g	① トマトは洗ってさいの目に切る。 ② 菜の花は塩湯でゆでて 3 cm位に切る。 ③ ①と②を合わせ盛り付け，マヨネーズを添える。
ミックスジュース（飲み物）	りんご 70 g オレンジ 70 g 水 30〜50 g 砂糖 10 g	① りんごは皮をむき，粗く切る。オレンジは袋から取り出す。 ② ①と砂糖，水 30〜50 gをミキサーにかける。

午前の間食

献立	1人分材料・分量（目安量）	作り方
ふかしいも お茶	さつまいも 60 g ほうじ茶 50 g	① さつまいもは蒸し器で蒸す，あるいは電子レンジで加熱する。

昼

献立	1人分材料・分量（目安量）	作り方
あさりの焼きうどん（主食）	ゆでうどん 100 g にんじん 10 g たまねぎ 20 g ピーマン 5 g あさり水煮（缶詰） 20 g なたね油 3 g しょうゆ 3 g みりん 1 g	① ゆでうどんは一度湯にくぐらせ，ざるにとる。 ② にんじん，たまねぎ，ピーマンは細切りにする。 ③ あさりは，汁をきっておく。 ④ フライパンに油を熱し，にんじん，たまねぎ，ピーマンの順に炒める。①とあさりを入れ全体を炒める。 ⑤ しょうゆ，みりんで味付けする。
めキャベツとかぶのスープ煮（副菜）	めキャベツ 20 g かぶ 30 g 水 150 g 固形コンソメ 0.3 g 塩 0.3 g しょうゆ 1 g	① めキャベツはよく洗い，根元に切り込みを入れる。 ② かぶはくし形に切る。 ③ 鍋に水 150 gを入れ固形コンソメとかぶ，めキャベツを入れ軟らかく煮る。 ④ 味をみて，調味料で味を調える。
フルーツ白玉（デザート）	白玉粉 20 g みかん 30 g バナナ 30 g キウイ 5 g 砂糖 12 g 水 50 g	① 鍋に湯を沸かす。白玉粉に少量の水を加えてよく練り，小さく丸める。丸めた団子を沸騰した湯に入れてゆでる。浮き上がってきたら冷水にとり，冷やす。 ② 砂糖に水 50 gを加え煮溶かし，シロップを作り冷ます。 ③ みかんは袋から取り出し，バナナ，キウイは食べやすい大きさに切る。 ④ ②に白玉団子，果物を入れ冷蔵庫で冷やし，甘味をなじませて器に盛る。

食物アレルギー

献立	1人分材料・分量（目安量）	作り方
午後の間食　いりこ揚げ	いりこ 10 g 小麦粉 4 g あおのり（少々） オリーブ油 6 g	① 小麦粉を水でゆるく溶き，いりことあおのりを入れて軽く混ぜる。 ② 油を熱し，①を揚げる。

献立	1人分材料・分量（目安量）	作り方
夕　ごはん　主食	ごはん 120 g	
オクラととろろ昆布のおすまし　汁	オクラ 10 g とろろ昆布 2 g だし汁 110 g 塩 0.5 g しょうゆ 1 g	① オクラは洗い，かためにゆで小口切りにする。 ② だし汁を温め調味し，オクラととろろ昆布を椀に盛り，汁を注ぐ。
たいのホイル蒸し　主菜	たい 30 g　　塩 0.2 g たまねぎ 10 g　こしょう（少々） ピーマン 5 g　しょうゆ 2 g 赤ピーマン 5 g　水 5 g 黄ピーマン 5 g　オリーブ油 2 g 　　　　　　　レモン 5 g	① たまねぎは薄切り，ピーマンは3種類ともせん切りにする。 ② アルミホイルを魚を包める大きさに切り，オリーブ油を塗る。 ③ たいをホイルに入れ①の野菜を上にのせる。 ④ 塩，こしょう，しょうゆを水5gと合わせ，魚と野菜に振る。 ⑤ フライパンあるいはオーブン中火（ふたをして）で5～6分焼く。 ⑥ レモンを添えて盛り付ける。
糸こんにゃくと野菜の炒め煮　副菜	じゃがいも 30 g　砂糖 2 g にんじん 15 g　しょうゆ 4 g たまねぎ 15 g 糸こんにゃく 15 g いんげん 6 g なたね油 3 g だし汁 70 g	① じゃがいもは皮をむき，3 cm位の棒状に切る。 ② にんじんはじゃがいもより細いせん切り，たまねぎは薄切りにする。 ③ 糸こんにゃくはさっとゆでる。 ④ いんげんは2 cm位の斜め切りにする。 ⑤ 鍋に油を熱し，にんじん，たまねぎ，じゃがいも，糸こんにゃくを炒め，だし汁を入れ中火で煮る。野菜が煮えたら調味し，いんげんを入れ煮汁をよく含ませる。
きゅうりの塩もみ　副菜	きゅうり 20 g 塩 0.2 g	① きゅうりは薄切りにし塩をして10分程度おく。 ② 水気をしぼり盛り付ける。

1日の栄養量

	E(kcal)	P(g)	F(g)	食塩(g)
朝	410	9.7	14.7	1.1
午前の間食	79	0.7	0.1	0.0
昼	351	10.5	4.2	1.5
午後の間食	103	6.8	6.7	0.4
夕	377	12.3	8.8	2.2
計	1,320	40.0	34.5	5.3

P：F：C　P 12.1　F 23.5　C 64.4　%

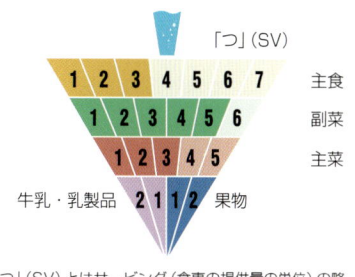

食事バランスガイド

「つ」(SV) とはサービング（食事の提供量の単位）の略

食事計画献立例2

食事計画 | 献立例 2 | 1,300 kcal（牛乳アレルギー）

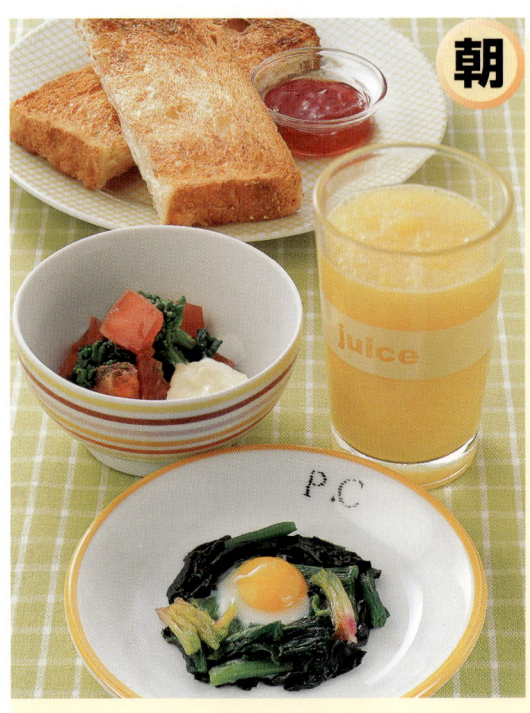

朝

● サラダにはカルシウムや鉄の多い菜の花を使って

主食	トースト
主菜	うずらの巣ごもりたまご *variation* さけ缶と野菜の炒め煮 *p.33*
副菜	菜の花とトマトのサラダ *variation* ブロッコリーの粒マスタードマヨネーズ和え
飲み物	ミックスジュース

	E(kcal)	P(g)	F(g)	食塩(g)
トースト	162	4.7	2.2	0.7
うずらの巣ごもりたまご	59	3.1	4.7	0.3
菜の花とトマトのサラダ	81	1.2	7.6	0.2
ミックスジュース	108	0.8	0.1	0.0

昼

● 焼きうどんにはあさりのうま味を使って

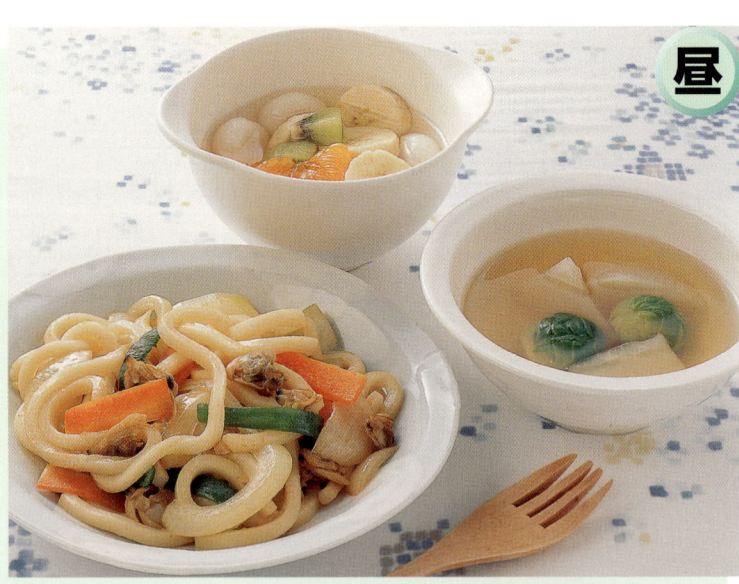

主食	あさりの焼きうどん *variation* あんかけ焼きビーフン *p.30*
副菜	めキャベツとかぶのスープ煮 *variation* 野菜たっぷりみそ汁 *p.32*
デザート	フルーツ白玉 *variation* もものブラマンジュ *p.41*

	E(kcal)	P(g)	F(g)	食塩(g)
あさりの焼きうどん	172	7.2	3.9	0.9
めキャベツとかぶのスープ煮	17	1.4	0.1	0.6
フルーツ白玉	162	1.9	0.3	0.0

| 食物アレルギー |

 夕

● 野菜の炒め煮には糸こんにゃくでボリュームを

主食	ごはん
汁	オクラととろろ昆布のおすまし *variation* わかめとはんぺんのおすまし
主菜	たいのホイル蒸し *variation* あじの蒲焼き風 *p.33*
副菜	糸こんにゃくと野菜の炒め煮 *variation* きんぴら風炒め煮 *p.39*
副菜	きゅうりの塩もみ *variation* にらとえのきのナムル *p.38*

	E(kcal)	P(g)	F(g)	食塩(g)
ごはん	202	3.0	0.4	0.0
オクラととろろ昆布のおすまし	8	0.7	0.0	0.9
たいのホイル蒸し	88	6.9	5.3	0.5
糸こんにゃくと野菜の炒め煮	76	1.4	3.1	0.7
きゅうりの塩もみ	3	0.2	0.0	0.2

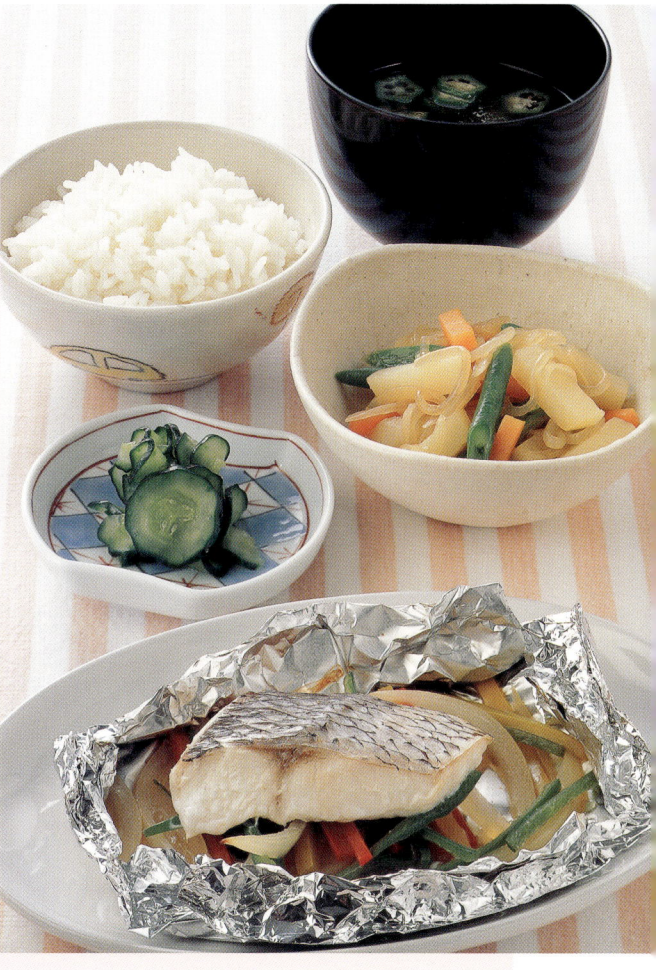

 間食

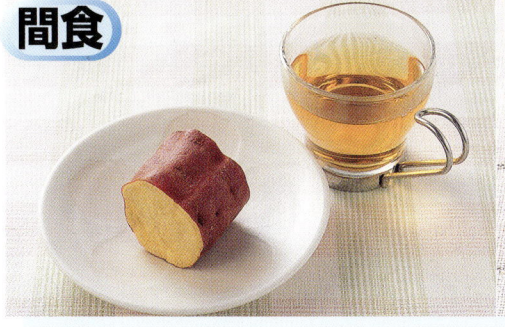
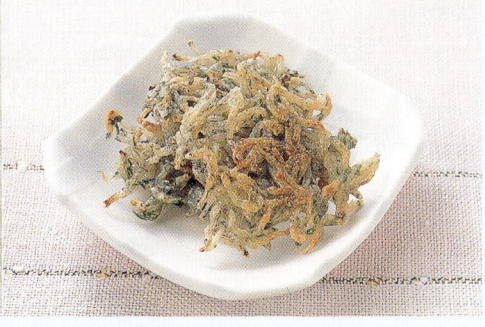

| 間食 | ふかしいも
ほうじ茶
variation じゃがいもおやき *p.43* |
| 間食 | いりこ揚げ |

	E(kcal)	P(g)	F(g)	食塩(g)
ふかしいも	79	0.7	0.1	0.0
ほうじ茶	0	0.0	0.0	0.0
いりこ揚げ	103	6.8	6.7	0.4

食事計画 | 献立例 3 | 1,200 kcal（小麦アレルギー）

和食中心でも彩りよい食事に

朝

献立	1人分材料・分量（目安量）	作り方
さけごはん（主食）	ごはん 120g 塩ざけ 15g 白ごま 1g	①塩ざけは焼いて骨や皮をとり，身をほぐす。 ②ごはんに①のさけをざっくり混ぜ，器に盛り付けたら，白ごまを振る。
さといもと野菜の煮物（副菜）	さといも 25g 長ねぎ 5g にんじん 5g 生しいたけ 10g だし汁 50g 塩 0.8g しょうゆ 1g	①さといもは皮をむき一口大に切り，下ゆでする。 ②ねぎは斜め切り，にんじんはいちょう切り，しいたけはにんじんに大きさを合わせる。 ③だし汁ににんじん，ねぎを入れて煮，次いでさといも，しいたけの順に入れて煮る。 ④野菜が軟らかくなったら調味する。
こまつなのソテー（副菜）	こまつな 40g オリーブ油 2g しょうゆ 2g	①こまつなは洗ってかためにゆで2〜3cmに切る。 ②フライパンに油を熱し，こまつなをさっと炒め，しょうゆで味付けする。
お茶（飲み物）	ほうじ茶 50g	

午前の間食

献立	1人分材料・分量（目安量）	作り方
バナナ 牛乳	バナナ 50g 牛乳 100g	

昼

献立	1人分材料・分量（目安量）	作り方
ほうれんそうのミニ三色丼（主食）	ごはん 120g　ほうれんそう 20g 鶏ひき肉 25g　しょうゆ 2g 酒 2g 砂糖 1g しょうゆ 2g なたね油 1g 卵 25g 砂糖 2g 塩 0.2g なたね油 1g	①鍋になたね油1gを熱し，鶏ひき肉を入れ，酒，砂糖，しょうゆでそぼろにいる。 ②卵は砂糖，塩を加え，鍋になたね油1gを熱し，いりたまごにする。 ③ほうれんそうは洗ってゆで，2cm位の長さに切り，しょうゆをかけておく。 ④ごはんを器に盛り，①，②，③を色よくごはんの上に盛り付ける。
わかめときのこの清し汁（汁）	カットわかめ 1g えのきたけ 20g だし汁 110g 塩 0.5g しょうゆ 1g	①わかめは水に戻し，食べやすい大きさに切る。 ②えのきたけは洗い，2〜3cmに切る。 ③だし汁を温め，えのきたけとわかめを入れ，煮立ったら調味し，火を止める。
野菜の中華風和え物（副菜）	だいこん 10g　　　ごま油 2g きゅうり 20g　A｛砂糖 1g にんじん 5g　　　しょうゆ 2g セロリー 10g　　　酢 2g 黄ピーマン 5g 塩 0.4g	①だいこんときゅうりは3cm位の拍子木切り，にんじんとセロリー，黄ピーマンはだいこんよりやや短めに切る。野菜は合わせて軽く塩をする。 ②調味料Aを混ぜておく。 ③野菜はしんなりしたらしぼり，調味液に混ぜる。 ④器に盛り付ける。

食物アレルギー

午後の間食

献立	1人分材料・分量（目安量）	作り方
かぼちゃ羹	かぼちゃ 50g 寒天 1g 水 20g 砂糖 10g 水 30g	① かぼちゃは，適当に切って皮をむき，蒸して温かいうちに裏ごしするか，またはマッシュする。 ② 寒天は水20gに浸して弱火で静かに煮溶かす。 ③ 別に砂糖と水30gを合わせ火にかけ溶かす。 ④ ②に①と③を合わせよく混ぜ，流し型に流し，あら熱をとり，冷蔵庫で冷やす。 ⑤ 型から取り出し，適当な大きさに切る。
牛乳	牛乳 100g	

夕

献立	1人分材料・分量（目安量）	作り方
ごはん（主食）	ごはん 120g	
生揚げの煮物（主菜）	生揚げ 40g じゃがいも 30g はくさい 30g にんじん 15g さやえんどう 10g だし汁 50g 砂糖 3g しょうゆ 4g	① 生揚げは一口大の大きさに切り，熱湯でさっとゆでる。 ② じゃがいもは皮をむき，生揚げと大きさをそろえる。 ③ はくさいは1.5cm幅に，にんじんはせん切りにする。さやえんどうはゆでて斜めに切る。 ④ だし汁を温め，にんじん，じゃがいもを入れて煮，生揚げ，はくさいの順に入れてよく煮る。 ⑤ 砂糖，しょうゆで調味し，さやえんどうを入れて全体を混ぜる。
なすの炒め煮（副菜）	なす 35g オリーブ油 2g だし汁 30g 砂糖 1g しょうゆ 2g	① なすはまだらに皮をむき，乱切りにし，水にはなす。 ② 鍋に油を熱し，①のなすを炒める。 ③ 鍋にだし汁を加え，分量の調味料を入れ煮含める。
かいわれだいこんのお浸し（副菜）	かいわれだいこん 30g しょうゆ 2g	① かいわれだいこんは洗って熱湯でさっとゆでてしぼり，食べやすい長さに切る。 ② 器に盛り，しょうゆをかける。

1日の栄養量

	E(kcal)	P(g)	F(g)	食塩(g)
朝	284	8.3	4.7	1.6
午前の間食	110	3.9	3.9	0.1
昼	362	13.8	9.2	2.6
午後の間食	151	4.3	4.0	0.1
夕	353	10.3	7.2	1.3
計	1,260	40.4	29.0	5.6

P：F：C　P 12.8　F 20.7　C 66.5　%

食事バランスガイド

主食 1 2 3 4 5 6 7 「つ」(SV)
副菜 1 2 3 4 5 6
主菜 1 2 3 4 5
牛乳・乳製品 2　1 2 果物

「つ」(SV)とはサービング（食事の提供量の単位）の略

食事計画献立例3

食事計画 献立例 3　1,200kcal（小麦アレルギー）

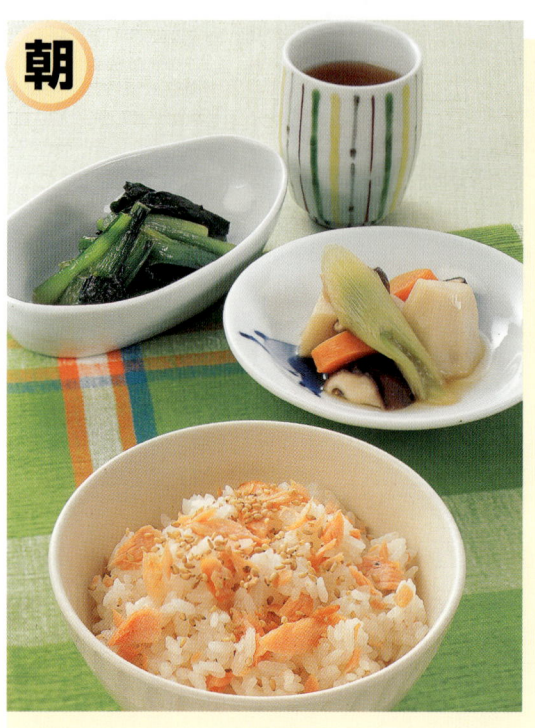

朝

●副菜のさといもでボリューム感を

 主食　さけごはん
　　　variation　野菜とあさりの雑炊
　　　　　　　　　（主食＋主菜）*p.31*

 副菜　さといもと野菜の煮物
　　　variation　野菜とあさりの雑炊
　　　　　　　　　（主食＋主菜）*p.31*

副菜　こまつなのソテー
　　　variation　ひじきとレタスの煮物　*p.40*

飲み物　ほうじ茶

	E(kcal)	P(g)	F(g)	食塩(g)
さけごはん	237	6.6	2.6	0.3
さといもと野菜の煮物	21	1.0	0.1	1.0
こまつなのソテー	25	0.8	2.1	0.3
ほうじ茶	0	0.0	0.0	0.0

昼

●三色丼，中華風和え物で彩りよく

 主食　ほうれんそうのミニ三色丼
　　　variation　かにずし　*p.31*

 汁　　わかめときのこの清し汁
　　　variation　エリンギとみつばの清し汁

 副菜　野菜の中華風和え物
　　　variation　ブロッコリーの白和え　*p.39*

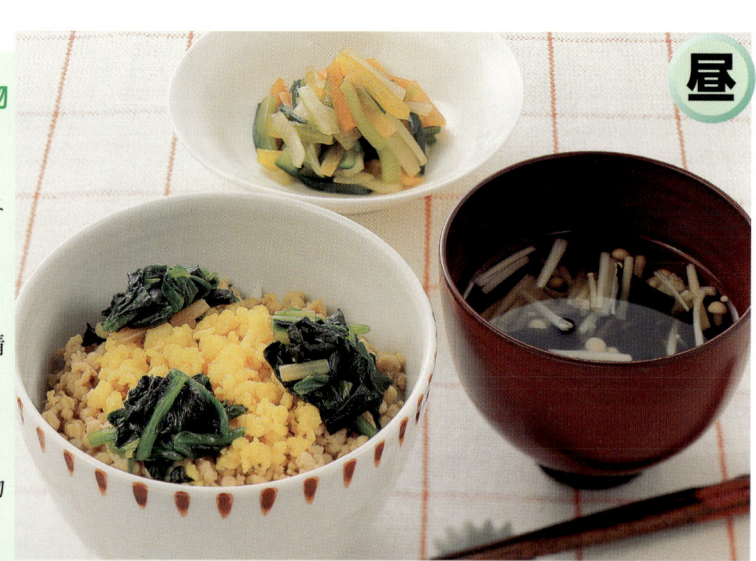

	E(kcal)	P(g)	F(g)	食塩(g)
ほうれんそうのミニ三色丼	320	12.1	7.1	0.9
わかめときのこの清し汁	9	1.1	0.1	1.0
野菜の中華風和え物	34	0.6	2.1	0.7

|食物アレルギー|

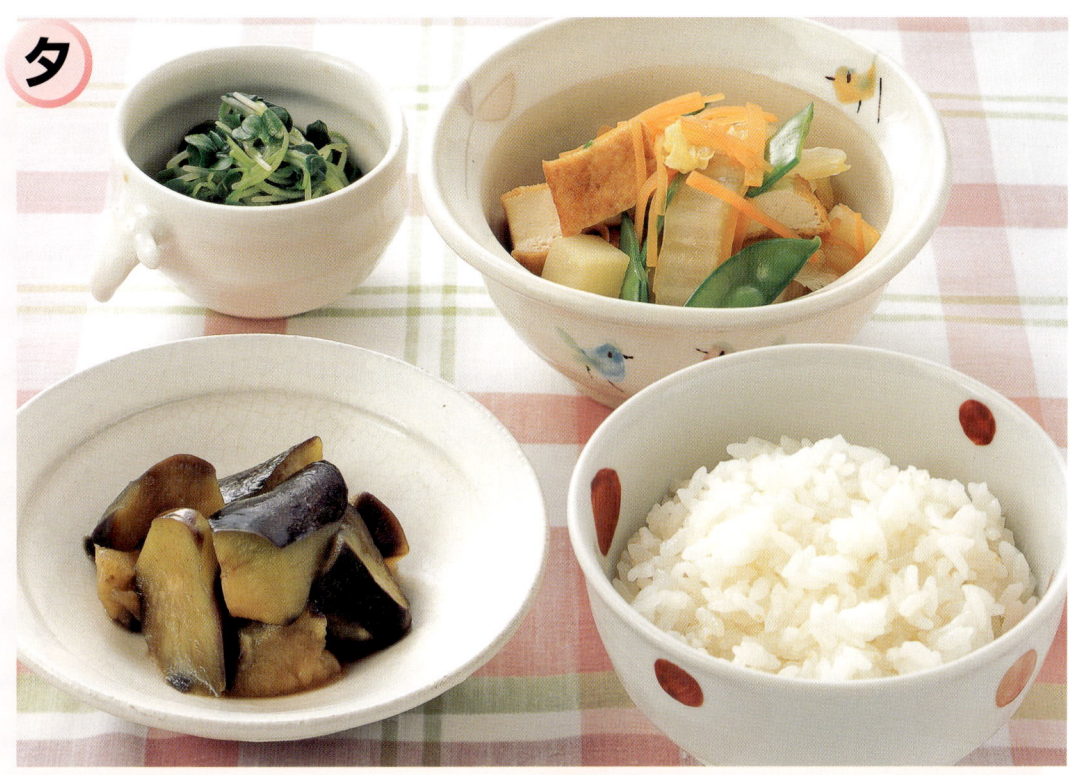

夕

● 野菜を煮物でたっぷりとりましょう

主食	ごはん
主菜	生揚げの煮物 *variation* かじきとチンゲンサイの炒め物　*p.34*
副菜	なすの炒め煮 *variation* かぶのいり煮　*p.37*
副菜	かいわれだいこんのお浸し *variation* ほうれんそうときのこの磯辺和え　*p.39*

	E(kcal)	P(g)	F(g)	食塩(g)
ごはん	202	3.0	0.4	0.0
生揚げの煮物	111	5.9	4.6	0.6
なすの炒め煮	32	0.6	2.0	0.3
かいわれだいこんのお浸し	8	0.8	0.2	0.3

間食

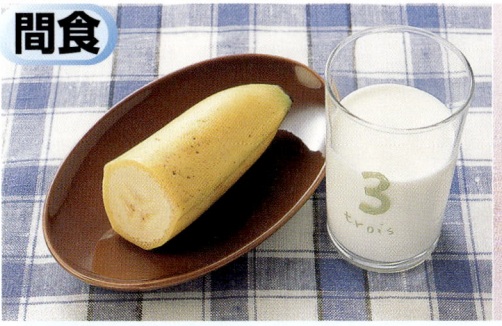
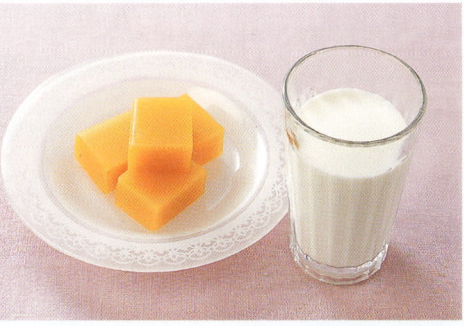

	バナナ 牛乳
	かぼちゃ羹 牛乳

	E(kcal)	P(g)	F(g)	食塩(g)
バナナ	43	0.6	0.1	0.0
牛乳	67	3.3	3.8	0.1
かぼちゃ羹	84	1.0	0.2	0.0
牛乳	67	3.3	3.8	0.1

食事計画献立例3

組合せ料理例

主食

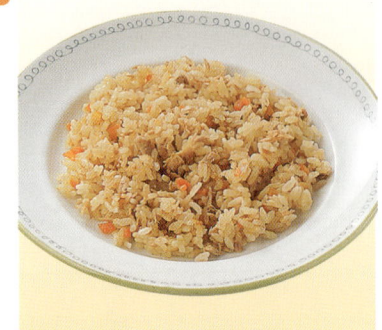

E(kcal)	P(g)	F(g)	食塩(g)
211	6.6	1.4	0.9

カレーピラフ

材料・分量（目安量）

米	50 g	ツナ（缶詰）	20 g
たまねぎ	20 g	塩	0.6 g
にんじん	10 g	しょうゆ	1 g
アレルギー用マーガリン	1 g	パプリカ，カレー粉（各少々）	
		だし昆布	（適宜）

作り方

① 米は炊く30分以上前に洗米する。
② たまねぎ，にんじんは粗みじん切りにしておく。
③ 鍋にマーガリンを入れ，②を炒め，塩，しょうゆ，パプリカ，カレー粉で味付けする。さらにツナを混ぜる。
④ ①に③を汁ごと加え，水（80 g）を加え，だし昆布を加えて炊飯器で炊く。

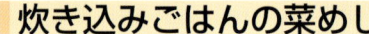

● 大豆アレルギーの場合は，大豆ノンしょうゆや魚しょうゆに代替します。

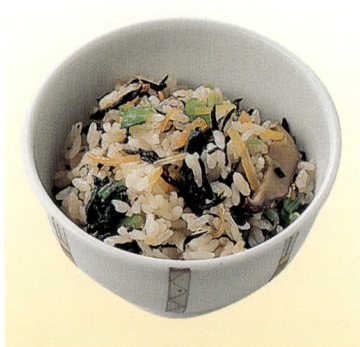

E(kcal)	P(g)	F(g)	食塩(g)
222	8.0	2.2	0.9

炊き込みごはんの菜めし

材料・分量（目安量）

米	50 g	乾しいたけ	1 g
鶏ひき肉	20 g	しょうゆ	2 g
ひじき	1 g	塩	0.5 g
にんじん	10 g	こまつな	20 g

作り方

① 米は炊く30分以上前に洗米する。
② ひじきは水に戻す。乾しいたけも水に戻し，せん切りにする。にんじんもせん切りにする。
③ 炊飯器に米，ひき肉，②としょうゆ，塩を入れ，水（75 g）を加えて炊く。
④ こまつなはゆでて細かく切り，炊き上がったごはんに混ぜる。

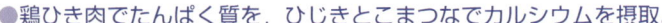

● 鶏ひき肉でたんぱく質を，ひじきとこまつなでカルシウムを摂取。

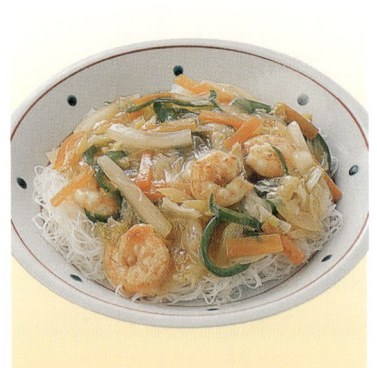

E(kcal)	P(g)	F(g)	食塩(g)
242	7.5	3.9	0.7

あんかけ焼きビーフン

材料・分量（目安量）

ビーフン	50 g	こえび	20 g
長ねぎ	5 g	なたね油	3 g
はくさい	10 g	塩	0.4 g
にんじん	5 g	しょうゆ	1 g
ピーマン	5 g	かたくり粉	1 g

作り方

① ビーフンは熱湯につけて戻し，食べやすい長さに切り，ざるにあげておく。
② ねぎは斜め切り，はくさい，にんじんは3cm幅の短冊切り，ピーマンはせん切りにする。
③ えびは殻をむき，背わたをとる。
④ フライパンになたね油1gを熱し野菜とえびを炒め，塩としょうゆで味付けし，水で溶いたかたくり粉を入れてとろみをつけ，皿にとる。
⑤ なたね油2gを熱しビーフンを炒め，④の野菜あんを戻し，全体をからめる。

● ビーフンは米のめんなので，小麦のめん類の代替に。

かにずし

材料・分量(目安量)

ごはん	120 g	白ごま	1 g
かに(水煮缶詰)	25 g	砂糖	3 g
きゅうり	25 g	りんご酢	5 g
にんじん	10 g		

作り方
① 砂糖と酢を合わせておく。
② きゅうりは3cm長さのせん切りにする。にんじんは細いせん切りでさっとゆでる。
③ かに缶はほぐしておく。
④ 炊きたてのごはんに①の調味液を混ぜ、ごはんを冷ます。
⑤ ごはんを器に盛り、かに、きゅうりを飾り、中央ににんじんをのせ、白ごまを振る。

●さっぱりとしたおすしです。焼きのりで太巻きにしてもよい。

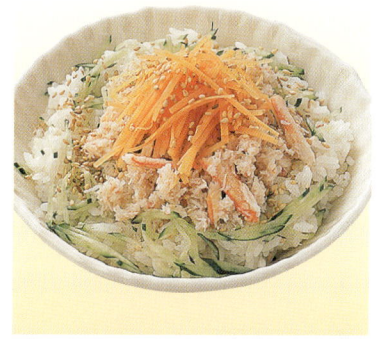

E(kcal)	P(g)	F(g)	食塩(g)
246	7.6	1.0	0.4

雑煮

材料・分量(目安量)

もち	35 g	蒸しかまぼこ	10 g
こまつな	30 g	しょうゆ	3 g
だいこん	20 g	塩	0.5 g
にんじん	12 g	だし汁	130 g

作り方
① こまつなはゆでて食べやすい長さに切る。だいこん、にんじんは短冊切りにする。かまぼこも適当な大きさに切る。
② だし汁にだいこんとにんじんを入れ煮て、調味料で味を調える。
③ もちはオーブンで焼いてから熱湯にくぐらせ、だし汁に入れる。
④ 器にもちをとり、こまつなとかまぼこを盛り付ける。野菜とだし汁を注ぐ。

●だしは、昆布やかつお節、あごなどの小魚で丁寧にとりましょう。

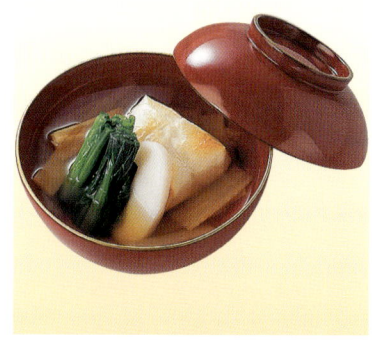

E(kcal)	P(g)	F(g)	食塩(g)
109	3.9	0.5	1.3

野菜とあさりの雑炊

材料・分量(目安量)

ごはん	100 g	生しいたけ	8 g
あさり(水煮缶詰)	15 g	万能ねぎ	5 g
だいこん	10 g	しょうゆ	(少々)
にんじん	5 g	塩	0.8 g
じゃがいも	10 g	だし汁	130 g

作り方
① だいこん、にんじん、じゃがいもは薄いいちょう切りにする。しいたけは適当な大きさに切る。万能ねぎは小口切りにする。
② だし汁にだいこん、にんじん、じゃがいもを入れよく煮る。しいたけを加え、あさりを入れ調味する。
③ ごはんを入れ全体をなじませる。
④ 器に入れ万能ねぎを散らす。

●あさりはうま味がでて、鉄の補給になります。

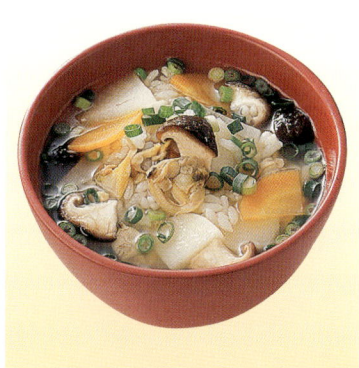

E(kcal)	P(g)	F(g)	食塩(g)
202	6.5	0.7	1.1

組合せ料理例

汁

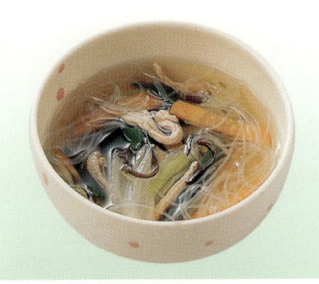

E(kcal)	P(g)	F(g)	食塩(g)
31	2.6	0.4	0.8

はるさめスープ

材料・分量（目安量）

はるさめ	3 g	はくさい	20 g	水	150 g	こしょう	（少々）
きくらげ	0.5 g	にら	5 g	塩	0.6 g	しょうゆ	1 g
にんじん	8 g	豚肉（もも）	10 g				

作り方
① はるさめは温湯に戻し適当な長さに切る。きくらげも水に戻して細切りにする。
② にんじん，はくさいは3cm長さの短冊切り，にらも長さを合わせて切る。
③ 豚肉も同様に細切りにする。
④ 水を沸かし，豚肉を入れあくをとり，②の野菜ときくらげを入れて煮る。最後にはるさめを入れ調味料で味を調える。

● はるさめでエネルギーアップを。最後にごま油を加えると中華風に。

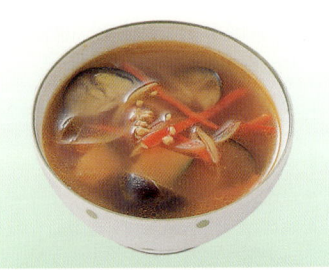

E(kcal)	P(g)	F(g)	食塩(g)
97	3.8	4.4	0.8

夏野菜のカレースープ

材料・分量（目安量）

かぼちゃ	30 g	豚ひき肉	15 g	砂糖	2 g
なす	15 g	オリーブ油	2 g	ケチャップ，しょうゆ，ウスターソース	各1 g
たまねぎ	10 g	カレー粉	（少々）		
赤ピーマン	3 g	水	150 g	塩	0.5 g

作り方
① かぼちゃは2cmの角切り，なすは乱切り，たまねぎ，赤ピーマンはせん切りにする。
② 鍋にオリーブ油を熱し，たまねぎを炒め，豚ひき肉を加えカレー粉を振り入れさらに炒める。水を入れ，なす，赤ピーマン，かぼちゃの順に煮ていく。
③ 調味料を入れ，味を調える。

● 野菜嫌いでもカレー味なら不思議と食べられます。

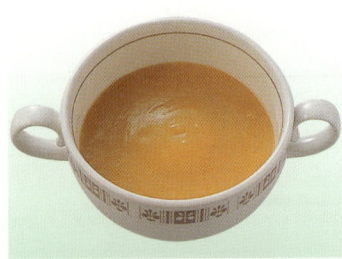

E(kcal)	P(g)	F(g)	食塩(g)
100	1.6	4.3	1.0

かぼちゃの和風ポタージュ

材料・分量（目安量）

| かぼちゃ | 60 g | アレルギー用マーガリン | 5 g | だし汁 | 130 g | かたくり粉 | 1 g |
| 長ねぎ | 10 g | | | 塩 | 0.8 g | | |

作り方
① 長ねぎはみじん切り，かぼちゃはいちょう切りにする。
② 鍋にマーガリンを溶かし，長ねぎを焦がさないように炒める。
③ 次にかぼちゃを入れ，だし汁で焦がさないように弱火でことこと煮る。
④ ③をミキサーにかけて，鍋に再度戻し塩で調味する。かたくり粉を水に溶きポタージュに流してとろみをつける。

● 長ねぎとだし汁で和風の汁に仕上げます。

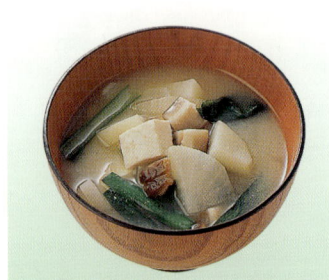

E(kcal)	P(g)	F(g)	食塩(g)
55	3.7	1.5	1.0

野菜たっぷりみそ汁

材料・分量（目安量）

じゃがいも	20 g	たまねぎ，にら	各5 g	だし汁	130 g
だいこん	10 g	乾しいたけ	1 g	みそ	7 g
こまつな	10 g	木綿豆腐	20 g		

作り方
① 乾しいたけは水で戻し，細切りにする。
② じゃがいも，だいこんはいちょう切り，たまねぎはくし形，こまつな，にらは3cmの長さに切る。
③ だし汁に，じゃがいも，だいこん，たまねぎを入れ煮て，さらにしいたけを加える。次にこまつな，にらを加え，さいの目に切った豆腐を加える。
④ みそで味を調える。

● 野菜たっぷりのみそ汁です。抗原の弱い野菜が中心です。

いわしハンバーグ

材料・分量（目安量）

いわし	40 g	長ねぎ	8 g
みそ	2 g	青じそ	1 g
かたくり粉	2 g	なたね油	2 g

作り方
① ねぎはみじん切り，しそは細切りにする。
② いわしは三枚におろし包丁でたたき，みそ，かたくり粉，長ねぎ，青じそを混ぜる。
③ 小判形に丸め，油で両面を焼く。

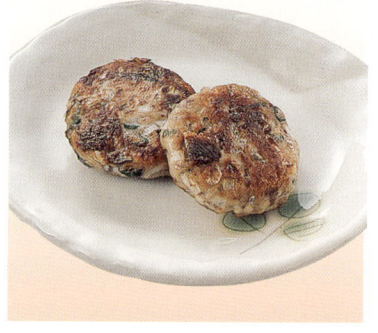

●飽和脂肪酸が多いいわしの一品，魚嫌いにも向いています。

E(kcal)	P(g)	F(g)	食塩(g)
118	8.3	7.7	0.4

あじの蒲焼き風

材料・分量（目安量）

あじ	40 g	みりん	2 g
かたくり粉	3 g	だし汁	50 g
なたね油	2 g	しゅんぎく	30 g
しょうゆ	4 g	かつお節	(少々)

作り方
① あじは三枚におろして小骨を丁寧にとり，かたくり粉をまぶして，フライパンに油を引いて焼く。
② しょうゆ，みりん，だし汁を温め，焼いたあじを液につけながらからめる。
③ しゅんぎくは葉先を中心に軟らかめにゆで，かつお節をまぶし，魚に添える。

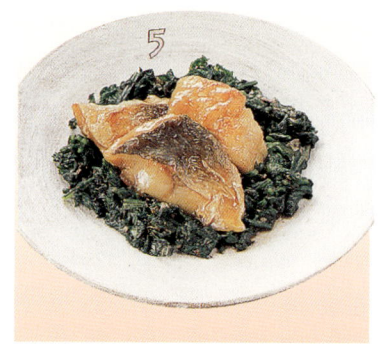

●ごはんのおかずにぴったりの一品です。

E(kcal)	P(g)	F(g)	食塩(g)
92	9.4	3.5	0.8

さけ缶と野菜の炒め煮

材料・分量（目安量）

さけ（水煮缶詰）	30 g	なたね油	2 g
キャベツ	20 g	しょうゆ	3 g
たまねぎ	10 g	みりん	1 g
さやえんどう	5 g	だし汁	50 g
しらたき	10 g		

作り方
① しらたきは熱湯にさっとくぐらせ，食べやすい長さに切る。
② さけ缶は皮と中骨を除いてほぐす。
③ キャベツとたまねぎは，やや太いせん切り，さやえんどうはゆでて斜めのせん切りにする。
④ 油を熱し，たまねぎとキャベツを炒め，しんなりしてきたらしらたきを加え，さらにさけを加え炒める。
⑤ だし汁を加えしょうゆとみりんで味付けし，最後にさやえんどうを加える。

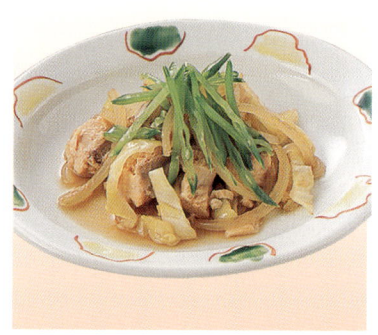

●さけ缶で良質のたんぱく質を，しらたきで食物繊維を補充します。

E(kcal)	P(g)	F(g)	食塩(g)
86	7.3	4.6	0.7

組合せ料理例

主菜

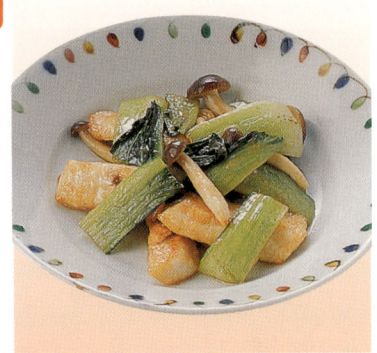

かじきとチンゲンサイの炒め物

材料・分量（目安量）

めかじき	30 g	なたね油	3 g
酒	2 g	ケチャップ	3 g
かたくり粉	3 g	みそ	2 g
チンゲンサイ	40 g	酒	4 g
しめじ	10 g	砂糖	2 g

作り方

① かじきは一口大にそぎ切りし酒を振り，少しおいてからかたくり粉をまぶす。
② チンゲンサイは3cmの長さに切り，軸と葉を分けて軸の太いところは縦に半分に切る。しめじは石づきをとり小房に分ける。
③ 油を熱して①を炒め，薄く焦げめがついたら皿に取り出す。チンゲンサイの軸，しめじ，チンゲンサイの葉の順に炒め，かじきを鍋に戻し，調味料で味付けする。

●ケチャップとみそを合わせた子どもに食べやすい味の一品。

E(kcal)	P(g)	F(g)	食塩(g)
106	6.3	5.2	0.4

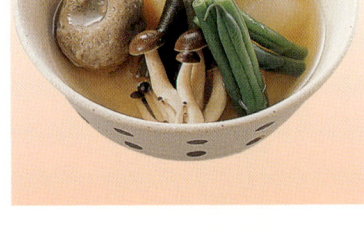

おでん風

材料・分量（目安量）

じゃがいも	40 g	結び昆布	2 g
だいこん	20 g	だし汁	150 g
しめじ	10 g	塩	1 g
いんげん	10 g	うすくちしょうゆ	2 g
つみれ	20 g	みりん	2 g

作り方

① じゃがいも，だいこんは大きめに切り，しめじは石づきをとり小房に分ける。いんげんは3cmの長さに切る。
② だし汁に結び昆布を入れ弱火にかけ，だいこん，じゃがいも，しめじ，つみれの順に入れ材料を十分に煮る。
③ 塩，しょうゆ，みりんの順に入れ，とろ火で味を含ませる。最後にいんげんを入れて煮る。

●たくさん食べたいときには，しらたきや海藻を加え食物繊維を増量します。

E(kcal)	P(g)	F(g)	食塩(g)
73	4.3	1.0	1.9

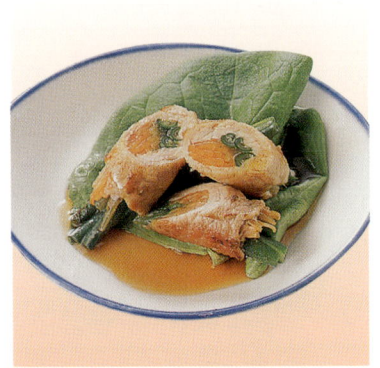

豚肉の野菜ロール

材料・分量（目安量）

豚薄切り肉（もも）	30 g	しょうゆ	4 g
いんげん	10 g	みりん	2 g
にんじん	10 g	だし汁	15 g
かたくり粉	3 g	サラダな	8 g
なたね油	2 g		

作り方

① いんげんとにんじんはせん切りにし，かためにゆでる。
② 豚肉を広げ，①の野菜を色よく巻く。全体にかたくり粉をまぶす。
③ フライパンに油を熱し肉の表面を十分に焼く。
④ しょうゆ，みりん，だし汁を合わせて温める。
⑤ 皿にサラダなを敷き，肉を巻いた面がきれいに見えるように切って盛り付け，④のたれをかける。

●お弁当にも便利な一品です。

E(kcal)	P(g)	F(g)	食塩(g)
88	7.2	3.9	0.6

みそポトフ

材料・分量（目安量）

豚肉（ヒレ）	20 g	セロリー	10 g
じゃがいも	30 g	みそ	6 g
小たまねぎ	10 g	固形コンソメ	0.8 g
めキャベツ	20 g	水	150 g
いんげん	10 g	アレルギー用マーガリン	2 g

作り方
① じゃがいもは皮をむいて大きめに切る。セロリーは筋を除く。
② 水に固形コンソメを入れ豚肉，じゃがいも，小たまねぎ，めキャベツ，いんげん，セロリーを入れ，とろ火で十分に煮る。
③ みそを溶かし入れ，器に盛り付けたらマーガリンを落とし入れる。

●野菜はできるだけ大きく切り，ゆっくり煮ます。

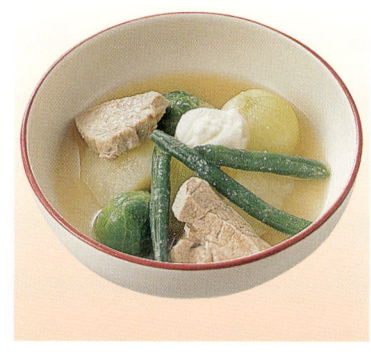

E(kcal)	P(g)	F(g)	食塩(g)
91	7.4	2.5	1.1

重ねロールキャベツ風

材料・分量（目安量）

キャベツ	60 g	うすくちしょうゆ	3 g
豚薄切り肉（もも）	35 g	みりん	3 g
酒	3 g	塩	0.4 g
だし汁	30 g	かたくり粉	1 g

作り方
① キャベツは3cm幅のざく切りにする。
② 鍋にキャベツと豚肉を交互に重ねて入れ，酒とだし汁を加えて蒸し煮にする。
③ キャベツが軟らかくなったら調味料で味を調える。
④ キャベツと肉の重ねたものを皿に盛り付け，かたくり粉を水で溶いて汁にとろみをつける。

●巻く手間を省いた簡単ロールキャベツ風です。

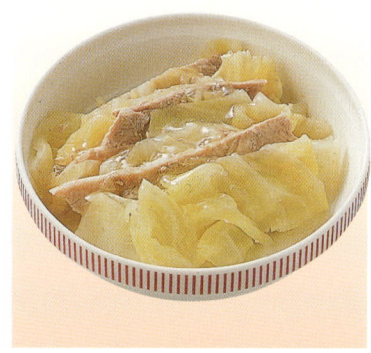

E(kcal)	P(g)	F(g)	食塩(g)
81	8.6	2.2	0.9

わかめとれんこん入りつくね

材料・分量（目安量）

鶏ひき肉	40 g	かたくり粉	1 g
塩	0.4 g	なたね油	2 g
しょうゆ	1 g	ウスターソース	3 g
わかめ（塩蔵湯通し）	2 g	ケチャップ	3 g
れんこん	15 g		

作り方
① 鶏ひき肉は塩としょうゆを加え十分に練る。
② わかめは水に戻し細かく切る。れんこんは皮をむき，粗みじんにし水洗いをして，水気をきる。
③ ①にわかめとれんこん，かたくり粉を加えよく混ぜ，団子形または小判形に成形する。
④ フライパンに油を熱し，③をこんがり焼いて皿に盛り付ける。
⑤ ソースとケチャップを合わせつくねにかける。
  ＊卵アレルギーでない場合は，ソースとマヨネーズを合わせてもよい。

●つくねにれんこんの食感とミネラルの多いわかめをプラスしました。

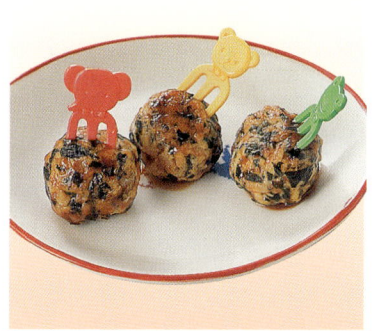

E(kcal)	P(g)	F(g)	食塩(g)
106	8.8	5.3	1.0

組合せ料理例

主菜

ポテトグラタン

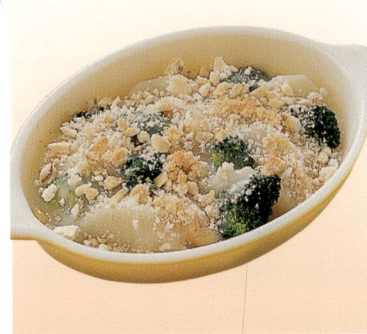

材料・分量（目安量）

じゃがいも	30g	小麦粉	8g
ブロッコリー	20g	アレルギーミルクMA-1	10g
鶏肉（ささ身）	10g	水	100g
たまねぎ	20g	塩	0.4g
なたね油	2g	焼きふ	1g
アレルギー用マーガリン	3g		

作り方
① じゃがいもは薄切りにしゆでておく。ブロッコリーも小房に分けゆでる。
② 鶏肉とたまねぎは適宜に切り，油で炒める。
③ マーガリンを温め小麦粉を炒める。水100gで溶いたMA-1を加え，ルウを作る。②と①を入れ塩で味付けをする。
④ ③を器に入れ，焼きふをほぐしてぱらぱらとかけ，オーブンで焼く。

● アレルゲンを確認できれば，じゃがいもをマカロニに代替もできます。

E(kcal)	P(g)	F(g)	食塩(g)
168	6.1	6.6	0.5

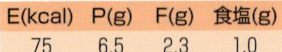

豆腐のうすくず煮

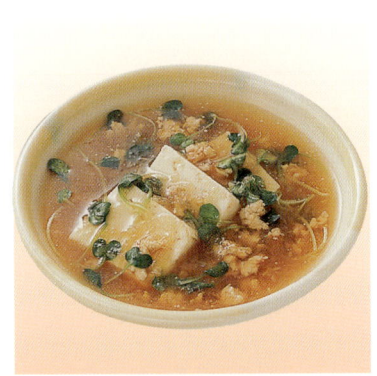

材料・分量（目安量）

木綿豆腐	50g	だし汁	70g
鶏ひき肉（むね）	10g	しょうゆ	6g
だいこん	30g	みりん	4g
かいわれだいこん	5g	かたくり粉	2g

作り方
① 木綿豆腐は1cmの厚さに切る。
② だいこんはおろし，軽くしぼる。かいわれだいこんは根をとり2つに切る。
③ だし汁を温め，鶏ひき肉をほぐし入れあくをとる。①を入れ，しょうゆとみりんで味を調える。
④ かたくり粉を水で溶き，汁にとろみをつけ，②を加えてひと煮立ちさせる。

● 体調がすぐれないときにも使用できる豆腐料理です。

E(kcal)	P(g)	F(g)	食塩(g)
75	6.5	2.3	1.0

豚ひき肉とたまねぎのいり豆腐

材料・分量（目安量）

木綿豆腐	50g	なたね油	2g
たまねぎ	20g	しょうゆ	5g
豚ひき肉	20g	砂糖	3g
さやえんどう	10g		

作り方
① 豆腐はキッチンペーパーに包みざるにのせ水気をきる。
② たまねぎはみじん切りにする。さやえんどうはゆでて斜め切りにする。
③ フライパンに油を熱し，たまねぎ，豚ひき肉の順に炒める。さらに豆腐をほぐしながら入れる。さやえんどうを加える。
④ 砂糖，しょうゆで味付けをし，水を小さじ1程度入れ，焦げつかないように炒める。

● 普段のいり豆腐に豚肉を入れてたんぱく質を補充します。

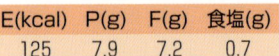

E(kcal)	P(g)	F(g)	食塩(g)
125	7.9	7.2	0.7

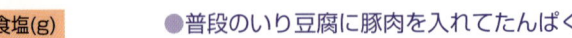

なまりと切干しだいこんのいり煮

副菜

材料・分量（目安量）
かつおなまり	10 g	砂糖	1.5 g
切干しだいこん	7 g	しょうゆ	3 g
さやえんどう	10 g	だし汁	40 g

作り方
① 切干しだいこんは，水洗いした後ぬるま湯につけて戻し，水気をきっておく。さやえんどうはゆでて斜めせん切りにする。かつおなまりは熱湯をかけ皮を除きほぐしておく。
② 鍋にだし汁と切干しだいこんを入れ火にかけ，煮立ったらかつおなまりを入れ調味し煮含める。
③ 最後にさやえんどうを加える。

●切干しだいこんやなまり節で，カルシウムや鉄，ビタミンDがとれる一品。

E(kcal)	P(g)	F(g)	食塩(g)
45	4.0	0.1	0.6

菜の花とほたてのお浸し

材料・分量（目安量）
菜の花	30 g	しょうゆ	1 g
ほたて貝柱（水煮缶詰）	15 g		

作り方
① 菜の花は洗って熱湯でゆで，食べやすい長さに切る。
② ほたてはほぐしておく。
③ ①と②を和えて，味をみてしょうゆを加える。

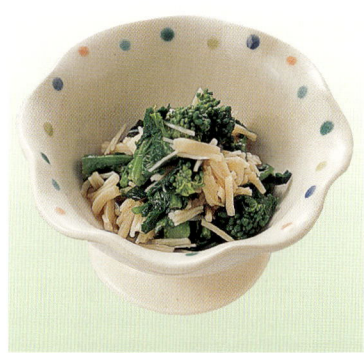

●菜の花はカルシウムや鉄が多い野菜です。

E(kcal)	P(g)	F(g)	食塩(g)
25	4.3	0.2	0.3

かぶのいり煮

材料・分量（目安量）
かぶ	30 g	なたね油	1 g
かぶの葉	10 g	しょうゆ	2 g
しらす干し	1 g	だし汁	15 g

作り方
① かぶは食べやすい大きさの5mm厚さに切る。かぶの葉はさっとゆでて細かく切る。
② 鍋に油を熱し，かぶを炒め，だし汁としょうゆを加え，かぶの葉を加えて煮る。
③ 最後にしらす干しを入れる。

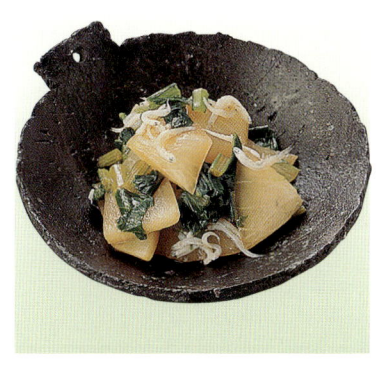

●かぶの葉を入れることで，彩りよくカルシウムも補給します。

E(kcal)	P(g)	F(g)	食塩(g)
21	1.0	1.1	0.4

組合せ料理例

組合せ料理例

副菜

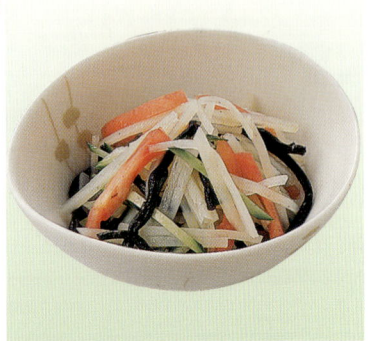

じゃがいもとひじきのサラダ

材料・分量（目安量）

じゃがいも	30 g	オリーブ油	2 g
ひじき	1 g	りんご酢	5 g
きゅうり	15 g	塩	0.3 g
トマト	15 g	だし汁	5 g

（オリーブ油・りんご酢・塩・だし汁＝調味液）

作り方
① ひじきは水で戻して軟らかくゆで，水気をきっておく。
② じゃがいもはせん切りにし，水にさらし熱湯でさっとゆでる。きゅうりとトマトはせん切りにする。
③ ①～②を合わせて，合わせておいた調味液で食べる直前に和える。

E(kcal)	P(g)	F(g)	食塩(g)
49	0.9	2.1	0.3

●ひじきを煮物でなくサラダ感覚で食べる一品です。

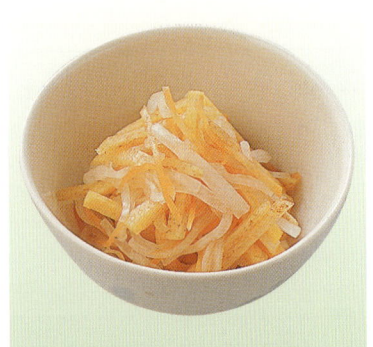

柿なます

材料・分量（目安量）

だいこん	30 g	りんご酢	4 g
にんじん	5 g	砂糖	2 g
かき	20 g	塩	0.6 g

作り方
① だいこんは2～3cmの長さのせん切り，にんじんはやや短めのせん切りにし，薄塩をし，水気が出たら軽くもんで水洗いししぼっておく。
② かきは皮をむき2cmのせん切りにする。
③ 調味料を合わせて①と②を和える。

E(kcal)	P(g)	F(g)	食塩(g)
28	0.3	0.1	0.6

●かきの甘さでなますを食べやすくします。りんごでもよい。

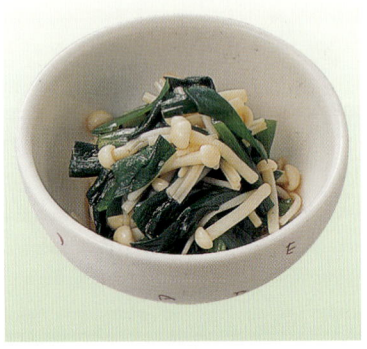

にらとえのきのナムル

材料・分量（目安量）

にら	30 g	しょうゆ	2 g
えのきたけ	15 g	酢	2 g
ごま油	2 g	砂糖	1 g

作り方
① にらはゆでて水気をきり，2～3cmに切る。えのきたけは熱湯でさっとゆで3等分に切る。
② ごま油，しょうゆ，酢，砂糖を合わせて，食べる食前に①を和える。

E(kcal)	P(g)	F(g)	食塩(g)
34	1.1	2.1	0.3

●にらやえのきたけで食物繊維がとれる一品です。

きんぴら風炒め煮

材料・分量（目安量）

れんこん	30 g	はちみつ	8 g
ごぼう	10 g	しょうゆ	5 g
にんじん	8 g	なたね油	2 g
ボンレスハム	8 g		

作り方
① れんこんは皮をむいて縦半分に切り薄切りにし，酢水につける。ごぼうは皮をこそげささがきにし，同様に酢水につける。
② にんじん，ハムは3cmのせん切りにする。
③ 鍋に油を熱し，ハムを入れ炒め，にんじん，水気をきったれんこんとごぼうの順に入れ炒める。
④ はちみつとしょうゆを加え汁気がなくなるまで炒める。

●はちみつのやさしい甘さの煮物です。

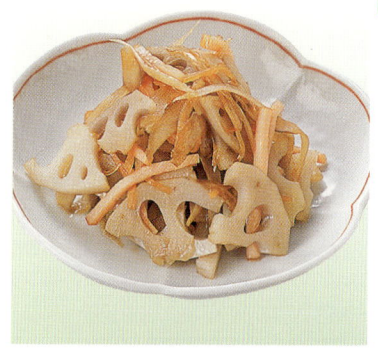

E(kcal)	P(g)	F(g)	食塩(g)
84	2.7	2.4	1.0

ブロッコリーの白和え

材料・分量（目安量）

ブロッコリー	20 g	すり白ごま	1 g
りんご	10 g	西京みそ	3 g
ボンレスハム	5 g	砂糖	0.5 g
木綿豆腐	30 g	塩	0.3 g

作り方
① ブロッコリーは小房に分け，ゆでる。
② りんごは皮をむき薄いいちょう切りに，ハムは1.5cm角に切る。
③ 豆腐は熱湯に入れ，ざるに上げ，キッチンペーパーに包み水気をきる。
④ ボウルに豆腐を入れつぶし，すり白ごま，西京みそ，砂糖，塩を加えて混ぜ，ブロッコリー，りんご，ハムを加えて混ぜる。

●ブロッコリーやりんごで白和えをサラダ風に仕上げました。

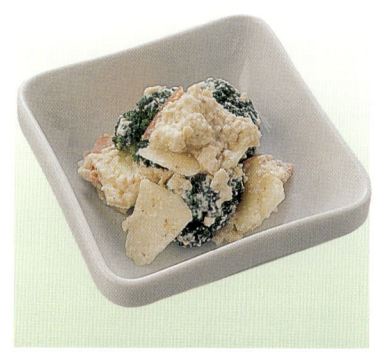

E(kcal)	P(g)	F(g)	食塩(g)
54	4.3	2.2	0.6

ほうれんそうときのこの磯辺和え

材料・分量（目安量）

えのきたけ	15 g	うすくちしょうゆ	3 g
ほうれんそう	30 g	みりん	2 g
のり	0.5 g	だし汁	20 g

作り方
① えのきたけは石づきをとり，一口大に切り，軽くゆでる。
② ほうれんそうは，塩を加えた熱湯でゆで，水気をきり3cmに切る。
③ うすくちしょうゆとみりん，だし汁を合わせ，①と②を和える。最後にのりをもんで和える。

●あっさりした味とのりの香りで野菜が食べやすくなります。

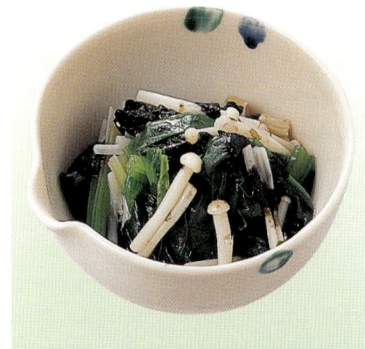

E(kcal)	P(g)	F(g)	食塩(g)
17	1.5	0.2	0.5

組合せ料理例

組合せ料理例

副菜

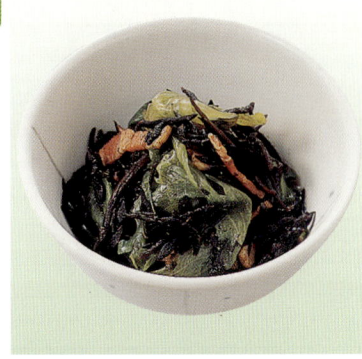

ひじきとレタスの煮物

材料・分量（目安量）

ひじき	4 g	うすくちしょうゆ	2 g
ベーコン	5 g	みりん	1 g
レタス	30 g	塩	0.3 g
なたね油	1 g	だし汁	70 g

作り方

① ひじきは水につけて戻し，食べやすい長さに切る。
② ベーコンは細切りにし，レタスは洗って食べやすいようにちぎる。
③ 鍋に油を熱し，ベーコンとひじきを加え炒める。だし汁を加え弱火にして煮る。
④ しょうゆとみりんを入れ，だし汁が1/3位の量になったらレタスを入れ，ひと煮立ちしたら，最後に味をみて塩を加える。

E(kcal)	P(g)	F(g)	食塩(g)
44	1.7	3.1	0.9

●ベーコンとレタスでひじきの煮物を洋風感覚で楽しめます。

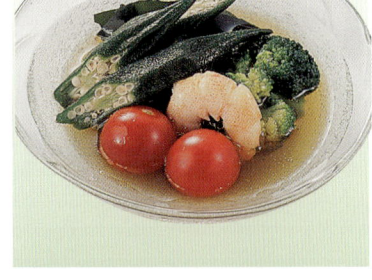

冷やし鉢

材料・分量（目安量）

こえび	10 g	しょうゆ	5 g
カットわかめ	1 g	ごま油	1 g
オクラ	20 g	酢	1 g
ミニトマト	20 g	だし汁	50 g
ブロッコリー	20 g		

作り方

① こえびは尾を残してむき，背わたをとりゆでて冷ます。
② わかめは水に戻して食べやすい大きさに切る。ブロッコリーは小房に分け，塩少々で色よくゆで冷ます。オクラも同様にゆでて冷ます。ミニトマトは洗う。
③ だし汁にしょうゆとごま油と酢を加えてよく混ぜる。
④ 皿に野菜とえびを盛り合わせ，③をかける。

E(kcal)	P(g)	F(g)	食塩(g)
42	4.1	1.2	1.1

●夏に向くさっぱり味の一品です。

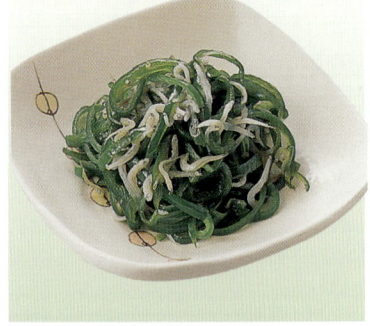

ピーマンとちりめんじゃこの炒め煮

材料・分量（目安量）

ピーマン	45 g	だし汁	20 g
しらす干し	8 g	塩	0.3 g
なたね油	1 g	しょうゆ	0.6 g
酒	3 g	砂糖	0.6 g

作り方

① ピーマンは縦に細切りにする。
② 油を熱しピーマンを炒める。酒とだし汁を加えさらに煮る。調味料を加え汁気をとばす。
③ 最後にしらす干しを加えてさっと混ぜる。

E(kcal)	P(g)	F(g)	食塩(g)
42	3.8	1.4	0.9

●苦手なピーマンも煮て，しらす干しと合わせてごはんに合う一品に。

りんごのコンポート

材料・分量（目安量）
りんご	150 g	ミントの葉（適宜）	
砂糖	10 g		

作り方
① りんごは皮をむいて芯をとり，2cm大の乱切りにする。
② 鍋にりんごとひたひたの水と砂糖を加え弱火で煮含める。
③ 火を止め器に盛り，よく洗ったミントの葉を飾る。

● 体調が悪いときにも食べやすい一品です。

E(kcal)	P(g)	F(g)	食塩(g)
119	0.3	0.2	0.0

もものブラマンジェ

材料・分量（目安量）
もも（缶詰）	60 g	砂糖	5 g
水	50 g	タピオカ粉	10 g

作り方
① ももの缶詰と水をミキサーにかける。甘さをみて砂糖は加減して加える。
② 鍋に①とタピオカ粉を入れ，とろ火にかけ十分に混ぜる。
③ 器に入れ，冷蔵庫で冷やす。

● りんごやぶどうのジュースでも代替できます。

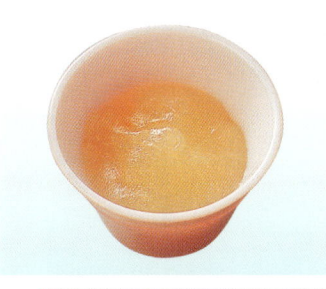

E(kcal)	P(g)	F(g)	食塩(g)
105	0.3	0.1	0.0

ぶどうのふわふわゼリー

材料・分量（目安量）
ぶどうストレートジュース	50 g	砂糖	15 g
レモン果汁	6 g	ゼラチン	3 g
水	50 g	水	10 g

作り方
① 水50gに砂糖を加えて煮溶かし，そこへ水10gでしめらせたゼラチンを溶かす。
② ①のあら熱をとってぶどうジュースとレモン汁を加える。
③ 氷水で冷やしながらとろみがついたら，泡立て器で泡立て，器に注ぐ。

● 口当たりが泡状のちょっと変わったゼリーです。

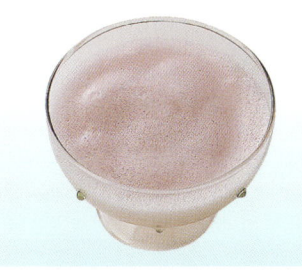

E(kcal)	P(g)	F(g)	食塩(g)
97	2.8	0.1	0.0

いもようかん

材料・分量（目安量）
さつまいも	40 g	粉寒天	0.7 g
砂糖	5 g	水	70 g

作り方
① さつまいもはよく洗い，皮付きのままいちょう切りにする。
② 鍋にいもと砂糖を入れひたひたの水で煮る。軟らかくなったら裏ごしする。皮は刻んで加える。
③ 鍋に粉寒天と水70gを入れ煮溶かす。溶けたら②を少しずつ入れ練り込んでいく。
④ 流し型に入れて冷蔵庫で冷やし固める。

● いもの甘さで，食べやすい間食です。飲み物を一緒に。

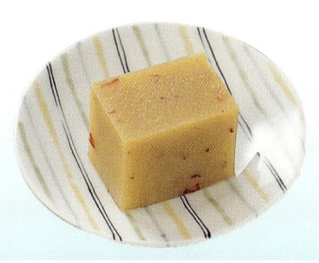

E(kcal)	P(g)	F(g)	食塩(g)
72	0.5	0.1	0.0

組合せ料理例

デザート・間食

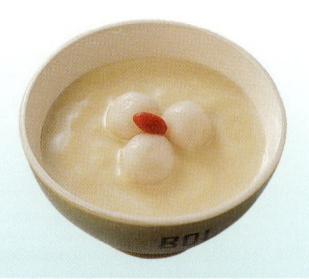

E(kcal)	P(g)	F(g)	食塩(g)
220	2.3	11.4	0.0

さつまいも汁粉

材料・分量（目安量）
さつまいも	30 g	ココナッツミルク	70 g
水	40 g	白玉粉	10 g
砂糖	10 g	水	10 g
くこの実	（少々）		

作り方
① さつまいもは皮をむき，適当な大きさに切り，水と砂糖で煮ておく。
② ミキサーに①を煮汁ごと入れ，ココナッツミルクを加えなめらかになるまで混ぜ，冷蔵庫で冷やす。
③ 白玉粉は水を合わせて練り小さい団子状にし，熱湯に落とし浮き上がってきたら流水にとって冷ます。
④ 器に③を入れ②を注ぎ，水でさっと洗ったくこの実を飾る。
● ココナッツミルクを使用したコクのあるお汁粉です。

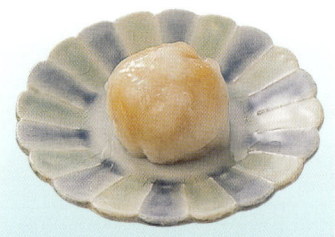

E(kcal)	P(g)	F(g)	食塩(g)
110	0.4	0.1	0.0

くずまんじゅう

材料・分量（目安量）
さつまいも	30 g	くず粉	6 g
砂糖	3 g	砂糖	10 g
		水	20 g

作り方
① さつまいもは蒸して熱いうちに裏ごしし，砂糖3gを混ぜて練り，団子状に丸めておく（さつまいもあん）。
② くず粉は砂糖と水を加えてよく混ぜ，弱火でかき混ぜながらとろりとさせる。
③ ラップとスプーンを水でぬらし，②をとりのばして，①の球状のあんをくずで包むようにしながらラップを包み形を作る。
④ 蒸し器で5～6分蒸し，冷めたらラップを除く。
● 蒸すとくずは透明に。中のあんが透けて見えます。

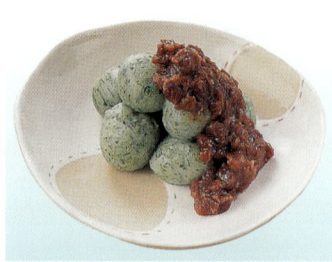

E(kcal)	P(g)	F(g)	食塩(g)
226	4.6	0.6	0.1

しゅんぎくの草もち

材料・分量（目安量）
上新粉	30 g	白玉粉	5 g	水	5 g	粒あん	40 g
熱湯	25 g	（上新粉の15％）		しゅんぎくの葉先	8 g		

作り方
① しゅんぎくは葉先を摘み取り，塩を加えた熱湯で軟らかくゆで，水にさらしてあくを抜き，しぼって細かく刻み，すり鉢でする。
② 上新粉は熱湯を加え混ぜ，水を加えた白玉粉と合わせてこね，まとめる。
③ 蒸し器に，②を適当にちぎって並べ10分程度蒸す。
④ 蒸しあがった③は1つにまとめ，水につけてあら熱をとり，①を加えてつき混ぜ手でこねる。小さくちぎって団子状にする。器に盛り，粒あんをかける。
● よもぎの代わりにしゅんぎくを使った草もちです。

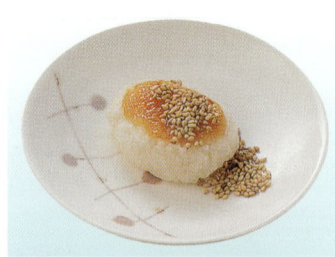

E(kcal)	P(g)	F(g)	食塩(g)
91	1.7	0.9	0.5

五平もち風

材料・分量（目安量）
ごはん	40 g	みりん	1 g
赤みそ	4 g	だし汁	2 g
砂糖	2 g	白ごま	1 g

作り方
① ごはんはすりこぎなどで半つきにし，小判形にし，トースターなどで焼きめがつくようにこんがり焼く。
② 赤みそ，砂糖，みりん，だし汁を煮詰めてたれを作る。
③ ①のごはんに②のたれを塗り，再度温める。最後に白ごまを振る。

● 余ったごはんを一度温めても作れます。

納豆生春巻き

材料・分量（目安量）

挽きわり納豆 20g	きゅうり 10g	しょうゆ 1g
梅干し 3g	ライスペーパー 9g	レモン果汁 1g
セロリー 8g		

作り方
① 梅干しは種を除いてたたく。
② 納豆は包丁でさらにたたき，梅干しとしょうゆ，レモン果汁を混ぜる。
③ セロリーは筋をとりせん切り，きゅうりもせん切りにする。
④ ライスペーパーは1枚ずつはがし温湯にくぐらせ，ざるなどに広げる。
⑤ ライスペーパーに②と③をのせて巻く。食べやすい大きさに切る。
● 主食やおやつ代わりにもなります。

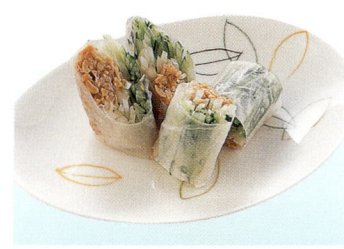

E(kcal)	P(g)	F(g)	食塩(g)
75	3.6	2.1	0.8

じゃがいもおやき

材料・分量（目安量）

じゃがいも 50g	アレルギー用マーガリン	オリーブ油 1g
にんじん 3g	5g	砂糖 1g
青じそ 1g	かたくり粉 8g	しょうゆ 3g

作り方
① じゃがいもは皮をむき小さめに切り，にんじんはみじん切りにし，合わせてひたひたの水を加えて軟らかくなるまで煮る。青じそは細切りにする。
② じゃがいもとにんじんは熱いうちにマーガリンと合わせてマッシュし，よく混ぜる。
③ ②にしそとかたくり粉を混ぜ，成形し，フライパンに油を引いて両面を焼く。
④ しょうゆと砂糖を混ぜ，好みで上からかけて食べる。
● いろいろな型抜きを使って形を作ると目先が変わります。

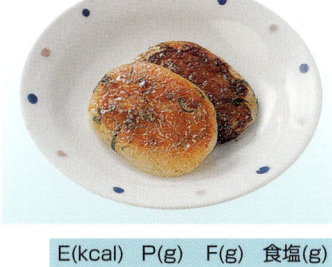

E(kcal)	P(g)	F(g)	食塩(g)
118	1.1	5.1	0.5

さつまいものオレンジジュース煮

材料・分量（目安量）

さつまいも 50g	塩 0.1g
オレンジストレートジュース 50g	

作り方
① さつまいもは皮をむき1cm角の拍子木切りにする。
② 鍋にたっぷりの水とさつまいもを入れ，かためにゆでる。ゆで汁を捨てジュースと塩を入れ，汁気がなくなるまで弱火で煮る。

● ジュースの甘味を利用する砂糖なしのさっぱり煮。

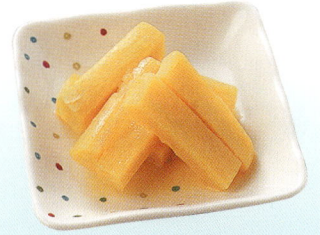

E(kcal)	P(g)	F(g)	食塩(g)
87	1.0	0.1	0.1

バナナはちみつセーキ

材料・分量（目安量）

バナナ 50g	アレルギー用ミルクMA-1 6g
レモン果汁 3g	湯 120g
	はちみつ 15g

作り方
① お湯120gでMA-1を溶かす。
② バナナは皮をむいて適当な大きさに切りレモン汁をかける。
③ ①と②，はちみつをミキサーにかける。

● 牛乳の代わりにMA-1を使用したバナナセーキです。

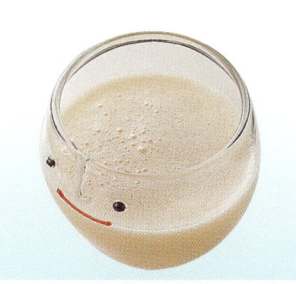

E(kcal)	P(g)	F(g)	食塩(g)
116	1.4	1.2	0.0

その他

組合せ料理例

組合せ料理例

離乳食

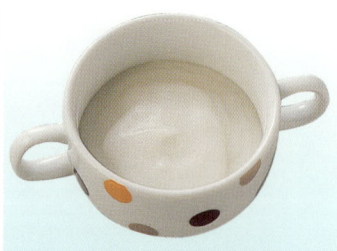

E(kcal)	P(g)	F(g)	食塩(g)
58	0.1	0.0	0.0

ひえ粉のおもゆ

材料・分量（目安量）
- ひえ粉　　15 g
- 水　　　　100 g

作り方
① ひえ粉を分量外の水を加えさっと混ぜ，そのまま静かに置き上澄みを捨てる。これを3回程度繰り返す。
② ひえ粉に水100 gを加え弱火にかけ，かき混ぜながらのりのような状態にする。

● 米や小麦の強いアレルギーの場合のおもゆです。

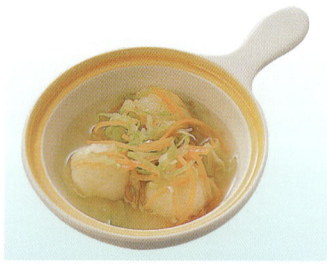

E(kcal)	P(g)	F(g)	食塩(g)
28	0.8	0.1	0.5

じゃがいも団子

材料・分量（目安量）
- じゃがいも　25 g　　にんじん　　5 g
- タピオカ粉　1 g　　　だし汁　　　25 g
- 塩　　　　　0.2 g　　（しょうゆ　2 g）
- キャベツ　　8 g

作り方
① じゃがいもは皮をむき，ゆでてつぶし，塩とタピオカ粉を混ぜて団子状にしておく。
② キャベツとにんじんは細いせん切りにし，だし汁で煮る。
③ ②に①を加えて火を通す。しょうゆは味をみて加える。

● じゃがいもはかぼちゃに替えてもおいしくできます。

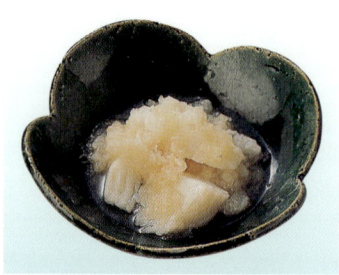

E(kcal)	P(g)	F(g)	食塩(g)
29	5.4	0.2	0.4

メルルーサのおろし煮

材料・分量（目安量）
- メルルーサ　　30 g　　だし汁　　　10 g
- だいこんおろし 25 g　　（しょうゆ　2 g）

作り方
① メルルーサは皮や骨を除き，一口大に切る。
② 鍋にだし汁，メルルーサ，だいこんおろしを加えて煮る。しょうゆを少々加える。

● 離乳食はうす味で。しょうゆは入れなくてもよい。

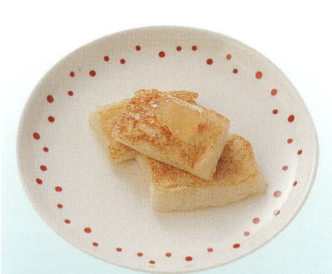

E(kcal)	P(g)	F(g)	食塩(g)
93	2.0	1.8	0.3

りんごフレンチ

材料・分量（目安量）
- 食パン　　　　　　　20 g　　アレルギー用マーガリン　1 g
- りんごストレートジュース　50 g　　りんごジャム　5 g

作り方
① 食パンは耳をとり，適当な大きさに切り，りんごジュースに漬ける。
② フライパンにマーガリンを溶かし，パンを両面焼く。
③ 皿に盛り，ジャムを添える。

● フレンチトーストの代わりになるりんご風味のトーストです。

先天性代謝異常

先天性代謝異常の医学 …… 46	
医師：田中　明（女子栄養大学）	

栄養食事療法 …………………… 51
管理栄養士：宮崎由子（京都女子大学）

食事計画｜献立例 ………………… 68
管理栄養士：宮崎由子（京都女子大学）

組合せ料理例 …………………… 76
管理栄養士：宮崎由子（京都女子大学）

先天性代謝異常の医学

I. 先天性代謝異常の概要

先天性の遺伝子異常が原因となり，代謝を行う酵素などの異常を生じ，体内に異常代謝産物が蓄積して，生体に必要な代謝産物が欠乏する結果，さまざまな病態や症状を起こします。個々の先天性代謝異常[*1]の発生頻度は低率ですが，疾患の種類が多い（約5,000種類）ために患者総数は少なくありません。

代謝異常を起こす物質から糖質，アミノ酸，脂質，糖たんぱく質，糖脂質，核酸，ビタミン，微量元素などの代謝異常に分類されます。

> [*1] ほとんどの先天性代謝異常は，出生時は正常で生後一定の期間を経てから発症する。同一疾患でも症状の軽重はさまざまだが，早期に発症するほど重症で，遅く発症するほど軽症になる傾向がある。

❶ 先天性糖質代謝異常

1. 糖原病（図1）

余剰の糖（グルコース）はグリコーゲンに変換されて肝や筋に貯蔵されますが，必要に応じて再び糖に分解されます。糖原病はグリコーゲンを合成・分解する酵素の異常により組織のグリコーゲンの量的・質的異常を起こす疾患です。異常酵素により0型〜IX型に分類されます。糖原病の頻度は4〜5万人に1人です。

①糖原病I型（von Gierke病[*2]）

グルコース-6-リン酸（G-6-P）をグルコースに変換する酵素であるグルコース-6-ホスファターゼ（G-6-Pase，図1の①）の欠損により起こる糖原病です。グリコーゲンはG-6-Pを経てグルコースに分解されますので，G-6-Pase欠損は肝・腎のグリコーゲン過剰蓄積や慢性的な低血糖を生じます。また，G-6-Pの増加は乳酸，尿酸，血清脂質などの増加を起こします。

乳児期から低血糖症状（空腹時の痙れん，意識障害など），肝・腎腫大，人形様顔貌，出血傾向，発育障害，痛風などの症状が出現します。

> [*2] ドイツのvon Gierke Eによって，1929年に報告された。

②糖原病II型（Pompe病[*3]）

α-1,4-グルコシダーゼ欠損により全身の細胞（主に筋や肝）のリソソームにグリコーゲンが蓄積するリソソーム病です。乳児期に発症し，急速な全身の筋力低下や心筋障害による心不全を生じ，多くは2歳までに死亡します。

> [*3] オランダのPompe JCによって，1932年に報告された。

③糖原病III型（Cori病[*4]）

脱分岐酵素（図1の②）欠損のために，グリコーゲン構造の一部を分解できず，異常構造のグリコーゲンが肝・筋に蓄積します。I型と同様の症状を認めますが，I型よりも軽症です。

> [*4] 米国のCori Gによって，1952年に報告された。臨床例はForbes Gにより報告され，Forbes病ともよばれる。

④糖原病IV型（Andersen病[*5]）

分岐酵素（図1の③）欠損のために，グリコーゲン構造の一部を分解できず，異常構造のグリコーゲンが全身（主に肝）に蓄積します。乳児期に発症し，発育障害，肝硬変を生じ，多くは5歳までに肝不全で死亡します。

> [*5] 米国のAndersen Dによって，1956年に報告された。

⑤糖原病V型（McArdle病[*6]）

筋ホスホリラーゼ（図1の④）欠損により小児期に発症し，運動時の筋痛・痙れん，筋力低下を認めます。

⑥その他

Ⅲ型に類似するⅥ型（Hers病[*7]）とⅧ型，V型に類似するⅦ型（垂井病[*8]），グリコーゲン合成酵素（図1の⑤）異常により著しい肝グリコーゲン減少を生じる糖原病0型などがあります。

2．ガラクトース血症

乳汁中の乳糖はラクターゼによりグルコースとガラクトースに分解され，ガラクトースはガラクトース-1-リン酸ウリジルトランスフェラーゼ（図1の⑥），ガラクトキナーゼ（図1の⑦），エピメラーゼなどの酵素によりグルコース-1-リン酸（G-1-P）を経てグルコースやグリコーゲンに変換されます。これらの酵素の欠損によりガラクトース血症を生じます。

最も重症なのがガラクトース-1-リン酸ウリジルトランスフェラーゼ欠損症で，全身の組織にガラクトース-1-リン酸，ガラクトースが蓄積し，多臓器障害を起こします。生後数日から哺乳不良，嘔吐，下痢，肝腫大，黄疸，痙れん，低血糖，意識障害，白内障，発育障害を生じ，肝硬変，腎障害を起こして，多くは2歳までに死亡します。

ガラクトキナーゼ欠損症は白内障が唯一の症状です。エピメラーゼ欠損症は赤血球のみの酵素異常で，無症状で治療の必要はありません。

3．乳糖不耐症

血液・尿中に乳糖[*9]を認め，哺乳後の激しい嘔吐，下痢，栄養失調を生じ，肝・腎障害を起こします。乳糖分解酵素（図1の⑧）欠損による型もあ

[*6] イギリスのMcArdle Bによって，1951年に報告された。

[*7] フランスのHers Hによって，1959年に報告された。

[*8] 日本の垂井清一郎によって，1965年に報告された。

[*9] 乳糖はブドウ糖1分子とガラクトース1分子が縮合している。

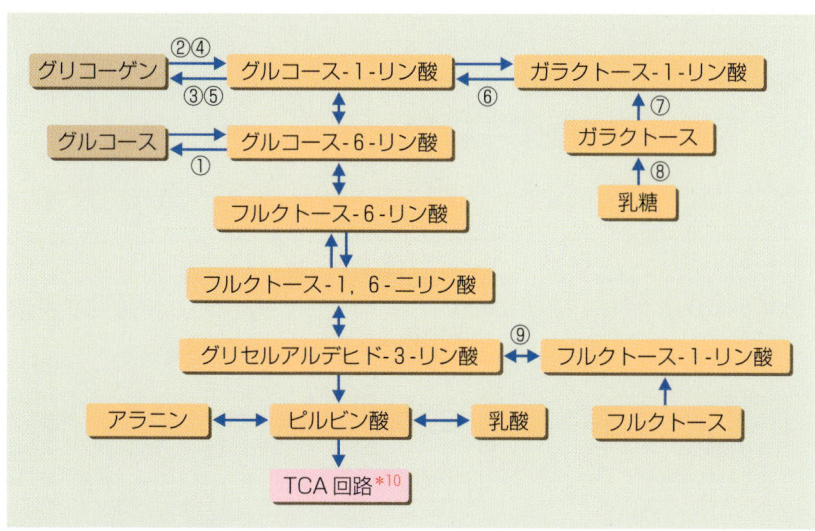

図1　先天性糖質代謝異常のメカニズム

[*10] クエン酸回路ともいわれる。好気時条件で，ピルビン酸の完全酸化により炭酸ガスと水，エネルギーを生ずる。

ります。

4．果糖不耐症

アルドラーゼB（図1の⑨）の異常により体内に果糖（フルクトース），フルクトース-1-リン酸が蓄積し，果糖摂取後に嘔吐，低血糖[*11]を生じます。

[*11] 一般に50～60 mg/dl以下で低血糖を起こす。

❷ 先天性アミノ酸代謝異常

1．フェニルケトン尿症

フェニルアラニンをチロシンに変換するフェニルアラニン水酸化酵素（図2の①）欠損により組織・血中のフェニルアラニンが増加します。生後6カ月までに発症し，痙れん，発達遅延，知能障害を認めます。また，チロシン減少はメラニン減少を生じ，皮膚の色素脱失を起こします。

2．ホモシスチン尿症

ホモシスチンの代謝異常によりホモシスチン，メチオニンの増加，シスチンの減少を生じます。代謝にかかわる遺伝性の酵素（シスタチオニン合成酵素など）欠損によるものとビタミンB_{12}や葉酸欠乏によるものがあります。メチオニン増加は症状を起こしませんが，ホモシスチン増加は血栓症による肺梗塞，痙れん，知能障害を起こします。シスタチオニン合成酵素（図2の②）欠損症では，3歳以後に水晶体の亜脱臼で気付かれ，緑内障，白内障，視神経萎縮，網膜剥離，骨格異常を起こします。

3．メープルシロップ尿症（楓糖尿症）

分岐鎖アミノ酸（バリン，ロイシン，イソロイシン）由来の分岐鎖α-ケト酸の脱水素酵素欠損により体内に分岐鎖アミノ酸および分岐鎖α-ケト酸が蓄積します。尿はメープルシロップ臭がします。出生後数日以内に痙れん，呼吸障害，哺乳困難を生じ，多くは数カ月以内に死亡します。

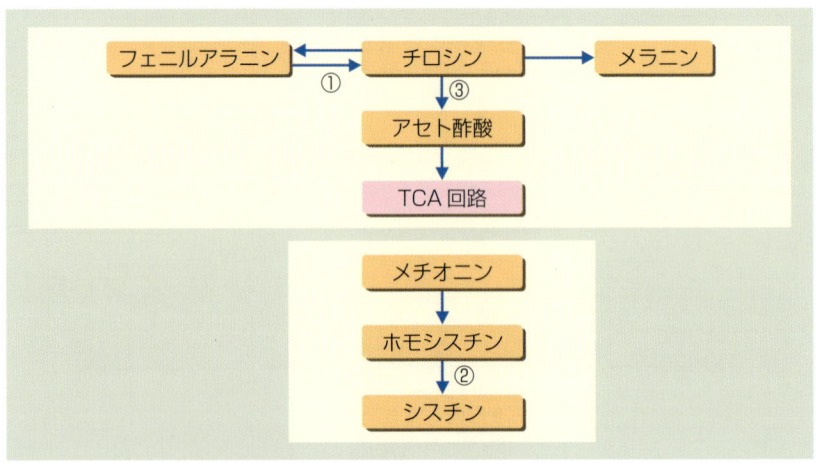

図2　先天性アミノ酸代謝異常のメカニズム

4．チロシン血症

チロシン代謝にかかわる酵素（図2の③）の異常によりチロシンとフェニルアラニンが増加する疾患で，1型，2型，3型があります。1型が最も重症で，生後6カ月以内に発達遅延，肝腫大で発症し，多くは肝不全で2歳以内に死亡します。

❸ その他の先天性代謝異常症

1．ムコ多糖症

糖含量のきわめて高い糖たんぱくであるムコ多糖[*12]の分解酵素の異常により，未分解ムコ多糖が増加する疾患です。肝・脾腫大，特異な顔貌，関節障害，角膜混濁，心障害，知的障害，難聴などを生じます。ハーラー症候群，ハンター症候群，モルキオ症候群などがあります。

2．スフィンゴリピドーシス

リソソーム水解酵素の異常によりスフィンゴリピドが蓄積する疾患で，肝・脾腫，発達遅延で発症し，多くは除脳硬直状態[*13]になり2歳までに死亡します。グルコシルセラミドが蓄積するゴウシャー病，スフィンゴミエリンが増加するニーマンピック病，ガングリオシドが増加するテイ・サックス病などがあります。

3．ウイルソン病

銅は胆汁中に排泄されますが，銅の転送にかかわる遺伝子異常により胆汁中に排泄されず，肝や全身に蓄積します。学童期に肝障害や溶血性貧血で発症し，錐体外路症状[*14]を主とした神経症状や特徴的なカイザー・フライシャー角膜輪[*15]を認めます。

II．先天性代謝異常の検査と診断

特徴的な症状や診察所見を認めます。家族歴が重要で，家系内に同様の者がいるかどうかを聞きます。また，血液や尿中，組織中の異常な蓄積物質を分析します。生の組織を用いて異常酵素の活性の有無を測定します。最終的に，末梢白血球などを用いた遺伝子診断により確定します。

現在，フェニルケトン尿症，メープルシロップ尿症，ホモシスチン尿症，ガラクトース血症，先天性副腎過形成症，先天性甲状腺機能低下症の6疾患について新生児マス・スクリーニング検査が行われています。胎児の段階での出生時前診断も可能です。先天性代謝異常のほとんどは常染色体劣性遺伝であり，ホモ接合体のみ発病します。

---

*12 グリコサミノグリカン。長鎖の通常枝分かれがみられない多糖。動物の結合組織を中心にあらゆる組織に存在する。

*13 脳幹を切断したときに生じる状態。すべての伸筋群の緊張が亢進する。四肢は伸展し，体幹は弓なりにそり返る。

*14 運動の調和に働く錐体外路の障害により生じる。運動の調和が障害され，舞踏病，振戦，筋硬直などを生じる。

*15 角膜下に銅を含む色素が沈着し，茶，緑，黄の角膜輪を認める。

III. 先天性代謝異常の治療

異常蓄積物質を含まない食事を摂取する，透析・血漿交換により有害蓄積物質を取り除く，不足物質を補充する，不足酵素を補充する，障害された代謝を活性化する薬物を使用する，肝臓移植，などの治療を行います。

❶ 先天性糖質代謝異常

1．糖尿病I型（von Gierke症）
グルコース，でんぷん（コーンスターチなど）を持続的に投与して血糖を維持します。利用できない果糖，ガラクトースは制限します。

2．ガラクトース血症
乳糖除去ミルクなどガラクトース制限食とします。

3．乳糖不耐症
乳糖を単糖に置換したミルクを与えます。

4．果糖不耐症
砂糖など果糖を含む食品を制限します。

❷ 先天性アミノ酸代謝異常

1．フェニルケトン尿症
フェニルアラニン除去・チロシン添加ミルクを与えますが，フェニルアラニンは必須アミノ酸で，過度の制限は発育障害を起こすため，適切な血中濃度の調節が必要です。

2．ホモシスチン尿症
低メチオニン・高シスチン食を行います。また，ビタミンB_6に反応する型もあり，ビタミンB_6投与も試みます。

3．メープルシロップ尿症
分岐鎖アミノ酸制限食を行います。ビタミンB_1に反応する型もあり，ビタミンB_1投与も試みます。

4．チロシン血症
チロシン，フェニルアラニン制限食を行います。

❸ その他の先天性代謝異常

1．ウイルソン症
亜鉛，銅のキレート剤であるD-ペニシラミンやトリエンチンを投与します。

栄養食事療法

Ⅰ. 栄養食事療法の目的と考え方

　母子保健法に基づいて生後5～7日の新生児を対象に，フェニルケトン尿症，ホモシスチン尿症，メープルシロップ尿症，ガラクトース血症，先天性副腎過形成症，先天性甲状腺機能低下症の6疾患において先天性代謝異常症マス・スクリーニングが行われています。日本における主要な先天性代謝異常症の発症患者数は，統計によると出現頻度はわずかですが，これらの疾患を対処せずに放置しておくと，発育障害・知能障害・運動機能障害・肝臓や脾臓の肥大などの障害を発症するために，早期発見・早期治療が重要となっています。

　一方，新生児マス・スクリーニングの対象となっていない糖原病は，4～5万人に1人発症しており，フェニルケトン尿症よりも発症率は高い状態です。

　このような先天性代謝異常症では，栄養食事療法・薬物療法・酵素補充療法・骨髄移植・肝移植・遺伝子療法などの治療を行えば，精神・運動機能の発達障害へと進展することを抑えることができるうえ，症状を著しく軽減することができます。種々の先天性代謝異常症のうち栄養食事療法が有効な疾患は，アミノ酸代謝異常症（フェニルケトン尿症，メープルシロップ尿症，ホモシスチン尿症，尿素サイクル異常症），糖質代謝異常症（ガラクトース血症，肝型糖原病），有機酸代謝異常症（メチルマロン酸血症，プロピオン酸血症）などがあります。

　先天性代謝異常症に対する栄養食事療法は，遺伝子変異（常染色体劣性遺伝[*1]）が原因で引き起こされるたんぱく質，糖，脂質，核酸，ビタミンなどの代謝異常をいかに小さくして，生命維持に必要な栄養素をどのように摂取するかが基本となります。特定の栄養素の摂取を制限し，その栄養素の基質が体内へ蓄積することによって生じる各種症状を予防するという考えのもとで実施されています。管理栄養士が個々の疾患と対象者の特性を十分に把握しながら，常に医師，看護師および薬剤師などと連絡を密にし，その疾患と個人に適合した栄養食事療法を作成することが必要となります。

　現在では，アミノ酸代謝異常症であるフェニルケトン尿症（PKU），メープルシロップ尿症（MSUD），ホモシスチン尿症（HCU）においては，年齢

[*1] 人の染色体は，22対（44本）の常染色体と1対（2本）の性染色体（X・Y）があり，1対の染色体に2つの遺伝子を持っている。2つの遺伝子のうち，1つ正常な遺伝子があれば異常な形質が現れない。その遺伝子を劣性遺伝子といい，1つでも異常な遺伝子があることによって異常形質が現れてしまう遺伝子を優性遺伝子という。疾患を起こす遺伝子が常染色体にあれば常染色体遺伝，性染色体にあれば伴性遺伝という。

表1

新生児マス・スクリーニング	出現頻度	年平均
ガラクトース血症	1/4万人	29人
フェニルケトン尿症	1/7.5万人	16人
メープルシロップ尿症	－	1-3人
ホモシスチン尿症	－	2-4人

ごとの治療指針が出され，特定のアミノ酸の摂取量を定めています（表2）。PKUは，フェニルアラニン（Phe）を制限し，MSUDでは，分岐鎖アミノ酸（ロイシン・イソロイシン・バリン）を制限し，HCUでは，メチオニンを制限します。糖質代謝異常症であるガラクトース血症では，乳糖を禁止し，肝型糖原病では乳糖・果糖・ショ糖を制限する栄養食事療法となります。さらに，栄養食事療法の効果をあげるために，特定の栄養素を除去した各種治療用の特殊ミルクが開発されていますので，その特殊治療ミルクを摂取することが基本となります（治療食と登録特殊ミルク：表3，成分表：表4参照）。

表2 アミノ酸代謝異常症の治療指針

フェニルケトン尿症の勧告治療指針

年齢	摂取Phe量 (mg/kg/日)	血中Phe値 (mg/dl)
0〜3カ月	70－50	2〜4
3〜6カ月	60－40	2〜4
6〜12カ月	50－30	2〜4
1〜2歳	40－20	2〜4
2〜3歳	35－20	2〜4
3歳以後	35－15	3〜6
幼児期後半	35－15	3〜6
小学生前半	35－15	3〜6
小学生後半	35－15	3〜8
中学生	35－15	3〜10
それ以後	35－15	3〜15

メープルシロップ尿症の治療指針

年齢	摂取分枝鎖アミノ酸量（mg/kg/日）		
	ロイシン	イソロイシン	バリン
0〜3カ月	160－80	70－40	90－40
3〜6カ月	100－70	70－50	70－50
6〜12カ月	70－50	50－30	50－30

ホモシスチン尿症の治療指針

年齢	メチオニン (mg/kg/日)
0〜6カ月	40
6〜12カ月	20
1歳以上	10－15

表3 先天性代謝異常症の治療ミルク

疾患	治療食	特殊ミルク
フェニルケトン尿症*	フェニルアラニン制限食	フェニルアラニン除去ミルク 低フェニルアラニンペプチド
メープルシロップ尿症*	分枝鎖アミノ酸（ロイシン・イソロイシン・バリン）制限食	分枝鎖アミノ酸除去ミルク
ホモシスチン尿症*	シスチン添加メチオニン制限食	シスチン添加低メチオニンミルク
ガラクトース血症*	乳糖摂取を禁止	無乳糖ミルク
肝型糖原病	高糖質頻回食 コンスターチ療法	糖原病治療ミルク
尿素サイクル異常症	たんぱく質制限 高エネルギー食	タンパク除去乳，高アンモニア血症・シトルリン血症フォーミュラ
メチルマロン酸血症 プロピオン酸血症	たんぱく質制限 高エネルギー食	イソロイシン・バリン・スレオニン・メチオニングリシン除去ミルク

＊：マス・スクリーニング対象疾患

特殊ミルク共同安全開発委員会編：改訂食事療法ガイドブック—アミノ酸代謝異常のために（恩賜財団母子保健センター特殊ミルク事務局出版）p.2，2004 より

表4 特殊ミルクの適応症および成分表

a 特殊ミルク（アミノ酸代謝異常）成分表（主要品目のみ）

適応症		フェニルケトン尿症		ホモシスチン尿症		メープルシロップ尿症
品名（種類）		フェニルアラニン無添加総合アミノ酸粉末（登録品）	雪印新フェニルアラニン除去ミルク（医薬品）	メチオニン除去粉乳（登録品）		雪印新ロイシン・イソロイシン・バリン除去ミルク（医薬品）
会社名		雪印乳業	雪印乳業	雪印乳業		雪印乳業
発売元			ビーンスターク・スノー			ビーンスターク・スノー
缶容量	g	1,000	1,200	1,200		1,200
標準組成		製品100g中	製品100g中	製品100g中	15%液100ml中	製品100g中
たんぱく質	g	93.7	15.80	15.7	2.36	12.58
（アミノ酸）		(93.7)	(15.80)	(15.7)	(2.36)	(12.58)
脂質	g	0	17.12	17.1*	2.57	17.12
炭水化物	g	0	60.43	61.8**	9.27	63.66
灰分	g	2.9	3.68	2.5	0.38	3.67
水分	g	3.4	2.97	2.9		2.97
エネルギー	kcal	375	458	459	68.9	459
フェニルアラニン	mg	0	0	600		600
イソロイシン	mg	4.1 g	688	700		0
ロイシン	mg	6.7 g	1,124	1,150		0
バリン	mg	6.0 g	1,007	1,030		0
メチオニン	mg	2.9 g	494	0	0	495
スレオニン	mg	2.7 g	449	460		465
トリプトファン	mg	1.7 g	282	280		290
リジン	mg	9.0 g	1,524	1,570		1,500
ヒスチジン	mg	3.0 g	505	520		500
アルギニン	mg	6.0 g	1,002	1,020		960
アスパラギン酸	mg	5.8 g	975	990		1,000
シスチン	mg	3.3 g	553	1,000		520
グルタミン酸	mg	10.6 g	1799	1,840		1,950
グリシン	mg	6.3 g	1071	1,100		1,000
プロリン	mg	6.1 g	1029	1,050		1,000
セリン	mg	4.0 g	680	690		700
チロシン	mg	9.3 g	1,569	600		600
アラニン	mg	6.2 g	1,046	1,070		1,000
ビタミンA	IU		1,500	450 (μgRE)		1,500
ビタミンB_1	mg		0.36	0.36		0.36
ビタミンB_2	mg		0.6	0.6		0.6
ビタミンB_6	mg		0.4	0.4		0.4
ビタミンB_{12}	μg		1.0	1.0		1.0
ビタミンC	mg	ビタミンは配合しておりません	48.0	48		48.0
ビタミンD	IU		300	7.50 (μg)		300
ビタミンE	mgα-TE		4.38	4.38		4.38
ビタミンK			—	Tr		—
パントテン酸	mg		2.0	1.83		2.0
ナイアシン	mg		5.0	5		5.0
葉酸	mg		0.10	0.10		0.10
塩化コリン	mg		50.0	37.3		50.0
カルシウム	mg	0	360	360		360
マグネシウム	mg	0	34	34		34
カリウム	mg	0	168	440		173
ナトリウム	mg	880	440	174		440
リン	mg	0	270	270		270
塩素	mg	1,900	320	324		307
鉄	mg	0	6	6		6
亜鉛	mg	0	2.5	2.5		2.5
銅	μg	0	280	280		280
ヨウ素	μg	0	25	25		25
標準調整濃度（W／V%）			15%	15%		15%
調乳液の浸透圧（mOsm/kg・H_2O）			411	420		385
備考		PKU治療食のたんぱく質源として使用します		*{コーンサラダ油 7.33／硬化ヤシ油 8.46／乳化剤 1.31} **{α-でん粉 9.5／乳糖 13.7／デキストリン 37.4／香料他 1.2}		

恩賜財団母子愛育会ホームページ，特殊ミルク関係資料一覧より
(http://www.boshiaiikukai.jp/milk06.html#01, 2008.12)

特殊ミルクの種類は4種類あり,「医薬品」は医薬品であり,PKU・MSUDの特殊ミルクとして,健康保険によって20歳未満まで公費で支払われる。

「登録品」は特殊ミルク共同安全開発委員会が保証しており,医薬品に準じた品目扱いとされ,医師がその使用を希望する場合は,特殊ミルク供給申請書により依頼し,20歳まで公費で供給される。

「登録外品」は,医師と企業が効果と安全性を確認している品目であり,主治医が登録品と同様に申請する。

「市販品特殊ミルク」は自己負担であり,大豆を原料にした特殊ミルクなどが含まれる。

表4 （続き）

b　特殊ミルク（糖質代謝異常）の成分表

分類		糖質代謝異常	
適応症		肝型糖原病	
品名（種類）		糖原病治療用フォーミュラ （大豆たんぱく質ベース・昼間用）（登録品）	糖原病治療用フォーミュラ （大豆たんぱく質ベース・夜間用）（登録品）
会社名		明治乳業	明治乳業
缶容量	g	400	400
標準組成		製品100g中	製品100g中
たんぱく質	g	16.2	9.6
脂質	g	9.5	0*
炭水化物	g	69.5	86.4
灰分	g	2.8	2.0
水分	g	2.0	2.0
エネルギー	kcal	428	384
ビタミンA	μgRE	510	510
ビタミンB1	mg	0.3	0.3
ビタミンB2	mg	0.4	0.4
ビタミンB6	mg	0.3	0.3
ビタミンB12	μg	2	2
ビタミンC	mg	45	45
ビタミンD	μg	10.0	10.0
ビタミンE	mgα-TE	4	4
ビタミンK	μg	25	Tr
パントテン酸	mg	2	2
ナイアシン	mg	6	6
葉酸	mg	0.2	0.2
カルシウム	mg	440	260
マグネシウム	mg	45	26
ナトリウム	mg	210	125
カリウム	mg	610	360
リン	mg	340	200
塩素	mg	420	250
鉄	mg	6	6
銅	μg	350	350
亜鉛	mg	2.6	2.6
標準調整濃度（W／V%）		14%	14%
調乳液の浸透圧（mOsm/kg・H2O）		336	375
備考			*夜間用はエネルギー補給が目的（脂肪を含まない）

恩賜財団母子愛育会ホームページ,特殊ミルク関係資料一覧より
(http://www.boshiaiikukai.jp/milk06.html#01, 2008.12)

Ⅱ. 糖原病の栄養食事療法の進め方

❶ 基本的な考え方

　糖原病は 0 型〜Ⅸ型に分類され，肝臓にグリコーゲンが蓄積する肝型糖原病は，Ⅰ・Ⅲ・Ⅳ・Ⅸ型に分類されます。筋肉に貯蔵されたグリコーゲンが代謝できない筋型糖原病はⅤ・Ⅶ型であり，リソソーム酵素の異常による全身型糖原病はⅡ型に分類されます。肝型糖原病は，栄養食事療法によって症状が改善される疾患なので，早期発見・早期治療開始が必要となります。

　肝型糖原病の治療のポイントは，グルコースとその重合体であるデキストリンやでんぷんを使用し，ガラクトースおよび乳糖・果糖・ショ糖を制限します。糖原病は，乳糖やショ糖を 1 回に 1 g/kg 以上摂取すると，血中の乳酸が上昇し，血液が酸性に傾く（アシドーシス）ため，成長障害が生じます。そこで，栄養食事療法として，乳幼児期では，母乳・一般育児用粉乳・牛乳を中止して，糖原病治療ミルク（糖原病治療用フォーミュラ）を摂取させます。制限する糖質と使用する糖質をうまく活用して必要なエネルギー量を摂取する工夫が必要です。

　さらに，肝型糖原病の主な症状は，低血糖・肝腫大・低身長ですので，その対策を考慮することが必要となります。

　健常者はグルコースをグリコーゲンに変換して肝臓に蓄え，血中グルコースが低くならないように，必要に応じて肝臓のグリコーゲンをグルコース-6-リン酸を経てグルコースに分解して利用します。しかし，肝型糖原病では，グルコース-6-リン酸をグルコースに変換する酵素であるグルコース-6-ホスファターゼ（p.47 の図 1 参照）が欠損しているので，グリコーゲンからグルコースを産生することができずに，低血糖となり，成長が障害されます。さらに，肝臓には余分なグリコーゲンが蓄積すると，肝腫大を引き起こします。そこで，低血糖対策が必要となり，1 日に 7 〜 8 回の頻回食として，グルコースを過不足なく供給することが重要となります。また，未調理のコーンスターチ（Corn Starch：CS）を摂取して，血糖値の低下を防ぎます。とうもろこしでんぷんであるコーンスターチは，でんぷんの中で最も純度が高く，難溶性高分子化合物で吸水性が悪いために消化吸収に時間を要し，長時間体内でグルコースが供給され，低血糖予防に効果があります。ただし，コーンスターチは非加熱で飲むため，1 回 50 g 以下が摂取できる限界となるので，3 〜 4 回/日に分けて使用するようにします。また，乳児期および幼児期早期では，コーンスターチを用いると下痢を起こすため，糖原病治療ミルクを用います。表 5 に肝型糖原病の栄養食事療法を示しました。

表5　肝型糖原病の栄養食事療法

糖原病型		糖原病Ⅰ型	糖原病Ⅲ・Ⅵ・Ⅸ型
摂取エネルギー量		同年齢の健常児と同じ量とする	同年齢の健常児と同じ量とする
糖質	制限する糖質	乳糖・ショ糖・果糖 制限糖は糖質全体の5％以内とする	乳糖・ショ糖・果糖 1回に1g/kg以上与えない
	使用する糖質	でんぷん・麦芽糖・グルコース	でんぷん・麦芽糖・グルコース
	必要量	エネルギー量の70〜75％	エネルギー量の55〜60％
たんぱく質	必要量	エネルギー量の10〜13％	エネルギー量の15〜18％
脂質	必要量	エネルギー量の15〜17％	エネルギー量の25〜30％
	脂肪酸	多価不飽和脂肪酸を多く含む油脂	多価不飽和脂肪酸を多く含む油脂
治療ミルク	登録品	糖原病治療用フォーミュラ （大豆たんぱく）	糖原病治療用フォーミュラ （大豆たんぱく）
	夜間	乳児期はミルクを中心に・学童期はコーンスターチを中心にする	乳児期はミルクを中心に・学童期はコーンスターチを中心にする
その他の栄養素		ビタミン・ミネラルは十分与える	ビタミン・ミネラルは十分与える
食事回数		頻回食7〜8回/日 糖質量は毎回等分にする	症状や検査所見の異常が強い場合は，頻回食7〜8回/日

注：糖原病治療用フォーミュラは肝型糖原病治療ミルクであり，2種類ある（夜間用，昼間用）。夜間用は夜間の血糖値を維持するためのミルクであるため，脂肪が含められておらず，昼間用と使い分けて使用する。糖原病治療用フォーミュラ14gを40〜60℃の温湯100gに溶解してミルク溶液とする。標準溶液濃度14％であるが，医師の指示量に従うようにする。

表6　肝型糖原病（糖原病Ⅰ型）の栄養目標量

年齢	性別	身長	体重	エネルギー	たんぱく質	脂質	炭水化物	カルシウム	鉄	CS量	エネルギー比率(P：F：C)
歳		cm	kg	kcal	g	g	g	mg	mg	g	％
1—2	男女	84.9	11.5	1,050	32.0	20.0	186.0	450	5.5	40〜60	12：17：71
3—5	男女	103.0	16.4	1,400	45.0	26.0	246.0	550	5.0	60〜80	12：17：71
6—7	男	119.6	23.0	1,650	55.0	31.0	288.0	600	6.5	100〜120	13：17：70
	女	118.0	21.6	1,450	50.0	27.0	252.0	600	6.0	100〜120	13：17：70
8—9	男	130.7	28.0	1,950	63.0	37.0	340.0	700	9.0	120〜140	13：17：70
	女	130.0	27.2	1,800	60.0	34.0	315.0	700	8.5	120〜140	13：17：70
10—11	男	141.2	35.5	2,300	75.0	43.0	403.0	800	10.0	140〜160	13：17：70
	女	144.0	35.7	2,150	70.0	41.0	375.0	800	13.0	140〜160	13：17：70
12—14	男	160.0	50.0	2,650	85.0	50.0	465.0	900	11.5	180〜220	13：17：70
	女	154.8	45.6	2,300	75.0	43.0	403.0	750	13.5	180〜220	13：17：70
15—17	男	170.0	58.3	2,750	85.0	52.0	485.0	650	10.0	200〜240	12：17：71
	女	157.2	50.0	2,200	65.0	42.0	390.0	850	11.0	200〜240	12：17：71

CS量：コーンスターチ量　1回50g以内（加熱しない）で3〜4回/日飲用する。乳児期および幼児期早期はCSを用いると下痢するため，特殊ミルク（糖原病治療用フォーミュラミルク）を使用する。
（特殊ミルク共同安全事業開発委員会編：わかりやすい肝型糖原病食事療法，p.11表7を「日本人の食事摂取基準2005年」に合わせて改変）

❷ 栄養基準

　肝型糖原病（糖原病Ⅰ型）の栄養目標量は，果糖・乳糖（グルコース＋ガラクトース）・ショ糖（果糖＋グルコース）を制限しながら糖質を多く摂取しなければならないので，炭水化物・たんぱく質・脂質のエネルギー量の比率を調整して，「日本人の食事摂取基準」に準じて目標量を設定します。その栄養目標量を表6に示しました。

❸ 制限糖質含有量は糖質成分表の活用で

　年齢別の栄養摂取目標量を基準にして摂取するようにしますが，糖原病で制限する糖は，乳糖（乳および乳製品）・ショ糖（砂糖・果実類）・果糖（果実類・はちみつ）であり，使用できる糖はでんぷん（穀類・いも類・とうもろこし）・麦芽糖（水飴・麦芽）です。制限糖質量は全糖質量の5％以内になるように設定します。

　果物類・乳類・甘味料類の制限糖質含有量については，糖質成分表（表7）を活用して，全糖質量に対する制限糖質量の割合を換算します。しかし，糖質成分表に食品の記載がない場合は，食品成分表の炭水化物量から換算します。

制限糖質量の割合（％）の換算法（炭水化物≒糖質と考える）

　例①：バナナ30gを使用する場合（1～2歳の献立例（表8）より）

　　　　1日の摂取炭水化物量が合計188.2g

　　　　糖質成分表より

　　　　（バナナ100g中　炭水化物22.5g，果糖3.4g，ショ糖9.0g）

　　　　バナナ30g：果糖1.3g，ショ糖3.0g

　　　　　　制限糖質量：合計4.3g

> 1日の制限糖質量の割合（％）＝
> 　　　　1日の制限糖質合計量/1日の摂取炭水化物合計量×100

　　　　4.3/188×100＝2.3％（5％以内）

　例②：献立にりんご30gとクリーム5gを使用する場合

　　　　1日の摂取炭水化物量が合計200gとすると

　　　　糖質成分表より

　　　　（りんご100g中　炭水化物14.6g，果糖8.1g，ショ糖4.8g）

　　　　（クリーム100g中　炭水化物2.9g，乳糖2.9g）

　　　　献立：りんご30g：果糖2.7g，ショ糖1.6g，乳糖0g

　　　　　　　クリーム5g：果糖0g，ショ糖0g，乳糖0.1g

　　　　　制限糖質量：合計4.4g

　　　　4.4/200×100＝2.2％（5％以内）

表7 制限糖質成分表

(果実類) 制限糖質含有量 (g/100 g)

食品名	炭水化物 (g)	果糖 (g)	ショ糖 (g)	乳糖 (g)	目安量
あんず (缶詰)	18.9	3.5	2.5	—	
あんず (乾果)	70.4	31.2	13.4	—	1個 10 g
いちご (生)	8.5	2.4	0.6	—	小1粒 10 g
いちじく	14.3	5.4	—	—	中1個 50 g
いよかん	11.8	2.1	6.5	—	中1個 150 g
うめ	7.9	0.1	0.8	—	
うんしゅうみかん(缶詰)	15.3	4.5	4.3	—	
うんしゅうみかん	12.0	2.5	6.1	—	中1個 80 g
ネーブルオレンジ	11.8	3	5.8	—	中1個 130 g
きんかん (果皮)	17.5	1.8	0.4	—	1個 10 g
ぐみ	17.2	7.8	—	—	
グレープフルーツ	9.6	2.0	2.1	—	中1個 200 g
さんぼうかん	10.9	1.5	6.5	—	中1個 100 g
すいか	9.5	4.9	3.3	—	中1/8切れ 200 g
すもも	9.4	0.9	1.7	—	中1個 40 g
なつみかん (缶詰)	19.4	1.6	4.0	—	1切れ 20 g
なつみかん (生果)	10.0	1.6	4.0	—	中1個 150 g
パインアップル (缶詰)	20.3	2.3	8.5	—	輪切り1切れ 40 g
パインアップル	13.4	2.3	8.5	—	
はっさく	11.5	2.1	5.1	—	中1個 120 g
バナナ	22.5	3.4	9.0	—	中1本 100 g
びわ (缶詰)	19.8	4.7	0.7	—	1個 20 g
びわ (生果)	10.6	4.7	0.7	—	中1個 30 g
ぶどう (生果)	15.7	7.8	—	—	中1房 150 g
干しぶどう	80.7	42.1	—	—	10粒 5 g
ぶんたん	9.8	1.3	3.5	—	
ぽんかん	9.9	1.8	4.8	—	中1個 100 g
まくわうり	7.8	3.6	8	—	中1個 160 g
メロン	10.3	2.7	8.5	—	中1/8切れ 80 g
もも	10.2	1.0	5.8	—	中1個 170 g
りんご (缶詰)	20.1	7.8	8.5	—	
りんご (生果)	14.6	8.1	4.8	—	中1個 120 g
レモン	12.5	0.9	0.6	—	1切れ 10 g
かき	15.9	6	—	—	中1個 140 g
干しがき	71.3	30	—	—	小1個 20 g
西洋なし (缶詰)	20.7	6.4	—	—	
西洋なし (生果)	14.4	6.5	0.7	—	中1個 200 g
二十世紀なし	11.3	6	2.6	—	中1個 200 g
ジャム (果物ジャム)	56.7	10.7	17.6	0.3	小さじ1杯 7 g

(次頁へ続く)

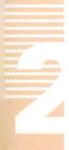

表7（続き）

（乳・乳製品類）制限糖質含有量（g/100g）

食品名	炭水化物（g）	果糖（g）	ショ糖（g）	乳糖（g）	目安量
プロセスチーズ	1.3	—	—	0.0	
ナチュラルチーズ	1.4	—	—	0.2	
クリーム（植物性脂肪）	2.9	—	—	2.9	大さじ1杯15g
乳酸菌飲料	16.4	0.5	2.1	0.5	
乳飲料（コーヒー）	7.2	0.4	2.1	1.8	
乳飲料（フルーツ）	9.9	3.4	0.9	2.0	
加工乳	5.2	—	—	4.6	
普通牛乳	4.8	—	—	4.7	
ヨーグルト	11.9	0.2	5.1	2.9	
無糖練乳	11.2	—	—	11.2	
加糖練乳	56.3	—	44	7.7	大さじ1杯10g
ソフトクリーム	20.1	0.1	10.0	3.2	
アイスクリーム	22.4	0.1	12.1	4.3	
シャーベット	28.7	1.9	16.5	1.1	
スキムミルク	53.3	—	—	50.8	大さじ1杯5g

（砂糖・甘味料類）制限糖質含有量（g/100g）

食品名	炭水化物（g）	果糖（g）	ショ糖（g）	乳糖（g）	目安量
上白糖	99.2	—	99.2	—	
ざらめ糖（グラニュー）	100.0	—	100.0	—	
角砂糖	100.0	—	99.9	—	小1個5g
氷砂糖	100.0	—	100.0	—	
水あめ	85	0.3	—	—	大さじ1杯20g
はちみつ	79.7	36.6	0.4	—	
本みりん	43.2	—	—	—	小さじ1杯5g

（パン類）制限糖質含有量（g/100g）

食品名	炭水化物（g）	果糖（g）	ショ糖（g）	乳糖（g）	目安量
食パン	46.7	1.0	—	0.3	6枚切り1枚60g
コッペパン	49.1	2.1	—	0.3	中1個30g
ぶどうパン	51.1	8.0	0.4	0.5	中1個70g
フランスパン	57.5	0.1	—	—	1枚20g
乾パン	78.8	0.8	0.3	—	1個10g

（調味料類）制限糖質含有量（g/100g）

食品名	炭水化物（g）	果糖（g）	ショ糖（g）	乳糖（g）	目安量
しょうゆ（こいくち）	10.1	tr	tr	—	小さじ1杯6g
しょうゆ（うすくち）	7.8	tr	tr	—	
食酢	2.4	tr	tr	—	小さじ1杯5g
ウスターソース	26.8	13.5	12.2	—	小さじ1杯5g
トマトピューレ	9.2	2.6	—	—	小さじ1杯5g
トマトケチャップ	27.4	6.7	9.6	—	
ハヤシルウ	47.5	1.5	10.9	—	1人分15g
カレールウ	44.7	0.3	8.3	—	1人分15g

（特殊ミルク共同安全事業開発委員会編：わかりやすい肝型糖原病食事療法, p.44〜p.47, 表8〜表12引用）

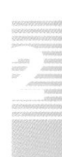

例③：糖質成分表に記載がない食品の換算法
　　　　・砂糖（ショ糖）は，果糖＋グルコースなので，炭水化物の1/2が果糖と考える。
　　　　・果物類はすべてが果糖と考え，炭水化物≒果糖と考える。
　　献立にキウイ 40 g を使用する場合
　　1日の摂取炭水化物量が合計 300 g とすると
　　食品成分表より
　　キウイ炭水化物量 13.5 g/100 g
　　キウイ 40 g：炭水化物 5.4 g ＝果糖 5.4 g
　　　　制限糖質量：計 5.4 g
　　5.4/300 × 100 ＝ 1.8 %（5 % 以内）

❹ 食事計画（献立）の立て方

　　肝型糖原病の1～2歳の献立例を表8に示しました。栄養目標量に従って，1日7～8回食とし，朝・昼・夕の3回の食事に，低血糖対策として午後の間食，早朝・夜間・深夜に糖原病治療ミルクとコーンスターチ（CS食）を摂取するように献立を作成します。1日の摂取エネルギー量の1/2～1/3を糖原病治療ミルクとCS食から摂取し，残りを食事から摂取します。さらに，1日の献立から制限糖質量を計算して，全糖質量の5％以内になるように設定します。

献立作成のポイント

① 栄養摂取目標量を満たす献立を作成する。
② 砂糖を使わないで，ブドウ糖やみりん，低エネルギー甘味料を使用して制限糖質量を守る。
③ 果実は糖質成分表を参考にして，果糖・ショ糖の少ない食品を選ぶ。
④ 制限糖質量が1日糖質摂取量の5％以内になるように食品を選択する。
⑤ 乳糖を制限するため，Ca不足になりやすいので，プロセスチーズを使用する（乳糖無）。さらに，Caの多いスキムミルクを使用する。
⑥ 糖原病治療ミルクとコーンスターチ（CS）は摂取し続ける。
⑦ 主食は糖尿病の交換表の表1の食品を参考にして，食品を交換することができる。（ごはん 100 g を食パン 60 g と交換可能）
⑧ 菓子パンやクロワッサン，デニッシュなど脂肪の多いパン類は避ける。

❺ 栄養教育のポイント

　　保護者に対して栄養食事療法の必要性を説明します。

1．年齢別栄養教育

乳児期：糖原病治療ミルクを3時間ごとに8回哺乳します。離乳食では果汁を中止し，治療ミルク投与が最優先となり，低血糖の予防を重視し

ます。

幼児期：1日7～8回食とし，朝・昼・夕の3回の食事，午前・午後の間食，早朝・夜間・深夜の糖原病治療ミルクとコーンスターチ（CS食）を摂取します。幼稚園や保育所でも上記のように摂取することが必要なのでよく説明して担当者に依頼します。

小学生：学校給食を摂取できますが，牛乳，ジャム，甘いデザートは禁止なので，学校給食の内容を事前に把握検討して，制限する食品と食べられる食品を持参して交換します。午前・午後の治療ミルクおよびコーンスターチ（CS）は3～4時間間隔で継続的に摂取できるようにするために，学校長・担任・養護教諭・栄養教諭への糖原病栄

表8 肝型糖原病の献立例

糖原病Ⅰ型　1～2歳の献立例

時刻		食品	使用量(g)	エネルギー(kcal)	たんぱく質(g)	脂質(g)	炭水化物(g)	Ca(mg)	鉄(mg)
2時	ミルク	治療用フォーミュラ(夜間)	28	108	2.7	0.0	24.2	73	1.7
		CS	10	35	0.0	0.1	8.6	0	0.0
6時	ミルク	治療用フォーミュラ(昼間)	28	120	4.5	2.7	19.5	123	1.7
		CS	10	35	0.0	0.1	8.6	0	0.0
9時	ごはん	ごはん	50	84	1.3	0.2	18.6	2	0.1
	そぼろ煮	豚(ひき肉)	10	22	1.9	1.5	0.0	1	0.1
		じゃがいも	30	23	0.5	0.0	5.3	1	0.1
		にんじん	15	6	0.1	0.0	1.4	4	0.0
		みりん	1	2	0.0	0.0	0.0	1	0.0
		うすくちしょうゆ	2	1	0.1	0.0	0.2	1	0.0
	サラダ	きゅうり	20	3	0.2	0.0	0.6	5	0.1
		わかめ	1	1	0.2	0.0	0.4	8	0.1
		マヨネーズ(卵黄型)	5	34	0.1	3.6	0.1	1	0.0
12時	味噌煮込みうどん	うどん(ゆで)	70	74	1.8	0.3	15.1	4	0.2
		うずら卵	25	45	3.2	3.3	0.1	15	0.8
		かぼちゃ	20	18	0.4	0.1	4.1	3	0.1
		ほうれんそう	10	2	0.2	0	0.3	5	0.2
		みそ	10	19	1.3	0.6	2.2	10	0.4
15時	ミルク	治療用フォーミュラ(昼間)	14	60	2.3	1.3	9.7	62	0.8
		CS	5	18	0.0	0.0	4.3	0	0.0
	果物	バナナ	30	26	0.3	0.1	6.8	2	0.1
18時	ごはん	ごはん	60	100	1.5	0.2	22.2	2	0.1
	煮魚	まがれい	30	29	5.9	0.4	0.0	13	0.1
		みりん	1	2	0.0	0.0	0.0	1	0.0
		しょうゆ	2	1	0.1	0.0	0.2	1	0.0
	ごまマヨネーズ和え	はくさい	30	4	0.2	0.0	0.6	13	0.1
		にんじん	5	2	0.0	0.0	0.5	1	0.0
		ごま	2	12	0.4	1.1	0.4	24	0.2
		マヨネーズ	5	34	0.1	3.6	0.1	1	0.0
21時	ミルク	治療用フォーミュラ(昼間)	14	60	2.3	1.3	9.7	62	0.8
		CS	10	35	0.0	0.1	8.6	0	0.0
23時	ミルク	治療用フォーミュラ(夜間)	14	54	1.3	0.0	12.1	36	0.8
		CS	5	18	0.0	0.0	4.3	0	0.0
	1日の栄養摂取量			1086	32.9	20.6	188.2	463	8.5

治療用フォーミュラ(昼間)　56g/日(60×4＝240kcal)
治療用フォーミュラ(夜間)　42g/日(54×3＝162kcal)
CS　40g/日(35×4＝140kcal)
P：F：C＝12：17：71

制限糖質割合(%)
バナナ 30g
果糖 1.3g　ショ糖 3.0g
合計　4.3g
4.3/188×100＝2.3%

（特殊ミルク共同安全事業開発委員会編：わかりやすい肝型糖原病食事療法，p.19　糖原病1－2歳の献立例を改変）

養食事療法についての説明が必要です。

中学生：幼少時より症状は軽減しますが，栄養食事療法は続行します。コーンスターチ（CS）の摂取は，1日2〜3回に分けて飲むようにします。本人に低血糖の対処法を十分に栄養教育することが大切です。

高校生以降：学生食堂でのメニューの選び方や外食で食べる料理などを指導します。治療ミルクやコーンスターチ（CS）の役割を十分理解してもらい，Caや鉄の摂取量を増やすようにします。

Ⅲ. ガラクトース血症の栄養食事療法の進め方

❶ 栄養食事療法

肝型糖原病では，乳糖・果糖・ショ糖の制限をしますが，ガラクトース血症では乳糖のみを制限します。しかし，糖原病と違う栄養食事療法のポイントは，乳糖および乳糖を含むすべての加工品を厳重に禁止する点であり，この疾病では，一生涯，厳重な乳糖を禁止することが必要です。乳糖は乳製品

表9　乳糖を含む食品，含まない食品

食品群	乳糖を含む食品	乳糖を含まない食品	食品群	乳糖を含む食品	乳糖を含まない食品
乳製品	ナチュラルチーズ クリーム（植物性脂肪） 乳酸菌飲料 乳飲料（コーヒー） 乳飲料（フルーツ） 母乳 加工乳・普通牛乳 ヨーグルト 無糖練乳・加糖練乳 アイス・ソフトクリーム 生クリーム シャーベット スキムミルク	プロセスチーズ 無乳糖ミルク	いも類		はるさめ かたくり粉
			油脂類	バター マーガリン	植物油 マヨネーズ
			調味料	風味調味料 ポタージュの素 インスタントカレールウ ハヤシライスの素	しょうゆ・みそ 食酢・みりん カレー粉 ウスターソース こしょう ケチャップ
			肉類	ハム・ソーセージ	牛肉・豚肉・鶏肉 ボンレスハム
			菓子・ 果物類	大半の菓子類	果物（ジャム除く）
穀類	食パン コッペパン ぶどうパン 学校給食用パン 菓子パン	米 マカロニ，スパゲッティ うどん フランスパン 乾パン そば 小麦粉	ベビー フード	パンがゆ 野菜マッシュ クリーム煮 野菜スープ	米かゆ・おもゆ 野菜の裏ごし 果汁
いも類	マッシュポテト	じゃがいも さといも ながいも	加工食品	クリームコロッケ グラタン ピザ カップヌードル	うどん・そばなどの インスタント食品

以外にパンや調味料など添加物としても使用されているので注意が必要となります。学校給食は食べることができないので，弁当を持参することになります。乳糖を含む食品と乳糖を含まない食品を表9に示しました。

Ⅳ. フェニルケトン尿症の栄養食事療法の進め方

❶ 基本的な考え方

フェニルケトン尿症（PKU）は，摂取された必須アミノ酸*2であるフェニルアラニン（Phe）がチロシンに代謝される過程で利用されるフェニルアラニン水酸化酵素（フェニルアラニン-4-モノオキシゲナーゼ）の欠損により発症する常染色体劣性遺伝疾患です。

生後，母体から離れて母乳（たんぱく質）を摂取するようになると，脳組織内にフェニルアラニンが蓄積し，中枢神経系に障害を生じ，知能指数が急速に低下します。さらに，体内でフェニルアラニンが蓄積するため，メラニン色素の合成が抑制され，皮膚は白く，頭髪は茶褐色となります。そのほか，フェニルアラニン代謝産物のフェニル酢酸などにより，尿や汗がネズミの尿臭を呈するのが特徴的です。

新生児期の早期に正しい栄養食事療法を開始すれば，正常に発達し，症状は軽減されます。平成7年，厚生省（当時）がフェニルケトン尿症の治療指針として，栄養食事療法について勧告しています（p.52 表2）。この基準に従って低フェニルアラニン食での栄養食事療法を行います。

*2 必須アミノ酸8種：バリン・ロイシン・イソロイシン・スレオニン・メチオニン・フェニルアラニン・トリプトファン・リジン

❷ 栄養基準

表2の治療指針に従って，血中のPhe値をコントロールすることができれば，身体発育や知的発達を正常に保つことができます。必須アミノ酸であるPheは身体の維持・成長に不可欠なので，食事から完全に除くことはできません。そのために，年齢ごとに基準量が決められているPhe量をフェニルアラニン除去治療ミルクと併用しながら，食事由来のPhe摂取量を調整することが必要となります。

栄養食事療法を開始する時期としては，新生児マス・スクリーニングで高フェニルアラニン血症が見いだされた場合に，正常のたんぱく質摂取量（2～3g/kg/日）で血中Phe値が10 mg/dlを超えているときは，生後20日までに栄養食事療法を開始します。また10 mg/dlのときは数日後経過観察して7 mg/dl以上の値が続く場合に栄養食事療法を開始します。

血中Phe値が2～4 mg/dlまで低下するようにPhe投与量を調節しますが，初期治療時は入院して行うことが必要です。

表10 体重（1kg）あたりの必須アミノ酸必要量（mg）

	乳児 （4-6カ月）	小児 （10-12歳）	成人
ヒスチジン	(29)		—
イソロイシン	88	28	10
ロイシン	150	44	14
リジン	99	49	12
メチオニン システイン	72	24	13
フェニルアラニン チロシン	120	24	14
トレオニン	74	30	7
トリプトファン	19	4	3
バリン	93	28	13
必須アミノ酸総量 （ヒスチジン除く）	715	231	86

表11 フェニルケトン尿症の栄養食事目標量

年齢	歳	6カ月	10カ月	2歳	5歳	8歳	11歳	14歳男子	14歳女子
体重	kg	7.5	9.0	12.0	19.0	27.0	39.0	55.0	50.0
エネルギー	kcal	750	900	1,200	1,650	1,850	2,150	2,650	2,300
たんぱく質	g	19-22.5	27.0	26-30	38-41	43.0	50.0	60.0	60.0
	g/kg	2.5-3.0	3.0	2.2-2.5	2.0-2.2	1.6	1.3	1.1	1.2
フェニルアラニン	mg	250-300	240-260	200-220	300	400	500	600	600
Phe	mg/kg	33-40	27-29	17-18	16	15	13	11	12
目標量の活用方法									
ミルク由来									
Phe除去治療ミルク量	g	100	140	160	220	220	250	300	300
ミルク由来エネルギー量	kcal	458	641	733	1,008	1,008	1,145	1,374	1,374
ミルク由来たんぱく質量	g	15.8	22.1	25.3	34.8	34.8	39.5	47.4	47.4
フェニルアラニン量	g	0	0	0	0	0	0	0	0
食物由来									
食物由来エネルギー量	kcal	292	259	467	642	842	1,005	1,276	926
食物由来たんぱく質量	g	3.2-6.7	4.9	0.7-4.7	3.2-6.2	8.2	10.5	12.6	12.6

（恩賜財団母子愛育会編：改訂食事療法ガイドブック－アミノ酸代謝異常のために，p.107表3の改変）

　治療ミルクはカルシウム・鉄などのミネラルやビタミン類が十分添加されているので，生涯にわたって摂取する必要があります。表11に1日の摂取目標量を示し，その活用方法を示しました。

❸ 目標量の活用方法

１１日の栄養摂取目標量に従って摂取する。
２主治医の決定した制限するアミノ酸の摂取量を知る。
３年齢別の「治療ミルク」の摂取量を知る。
４ミルク量が決定した後，残りの栄養素量をアミノ酸許容量内で献立例を参照して，ミルク由来摂取量，食事由来摂取量を計算し，食品構成表を作

成する。

5 食品成分表とアミノ酸組成表を利用してPhe値を換算する。

換算方法：キャベツ（結球葉，生）30g利用した場合

食品成分表より　エネルギー23 kcal/100 g，たんぱく質1.4 g/100 g

アミノ酸組成表より　Phe：28 mg，Leu*3：49 mg，Met*4：13 mg

エネルギー量　23×30/100＝6 kcal

たんぱく質量　1.4×30/100＝0.4 g

Phe量　28×30/100＝8.4 mg

*3 Leu＝ロイシン

*4 Met＝メチオニン

6 アミノ酸値が不明な場合は，たんぱく質中アミノ酸含有率から換算する。（Phe 5％，Leu 8％，Met 2％）

換算方法：菜の花（なばな茎葉，生）30g利用した場合

食品成分表より　エネルギー35 kcal/100 g，たんぱく質4.1 g/100 g

エネルギー量　35×30/100＝10 kcal

たんぱく質量　4.1×30/100＝1.2 g

Phe量　4.1×0.3×0.05＝0.0615 g＝62 mg

❹ 食事計画（献立）の立て方

栄養素摂取目標量（表11）に従って，朝・昼・夕の食事に，間食を加えた1日3～4回食をフェニルアラニン除去治療ミルクと併用しながら，食事由来のPhe摂取量を調整し，献立を作成します。その献立例を表13に示しました。

献立作成のポイント

1 たんぱく質の少ない穀類・野菜類・果実類などから摂取する（表12 低Phe食品）。

2 食事由来エネルギー量から主食となる食品量（穀類・いも類・低たんぱく食品）を決定する。

3 市販の低たんぱく質食品を利用する（腎臓病交換表を参考に）。

4 野菜類・果物類・海藻類を決定する。

5 残りのたんぱく質量・Phe量より魚・肉・卵・大豆類を決定する。

6 油脂類や砂糖類を使って不足のエネルギー量を補う。

❺ 栄養教育のポイント

1 Pheの認容能は症例により異なるが，各年齢におけるPhe摂取量の目安量に従って栄養指導する。

2 治療開始1カ月以後は乳児期では週1回程度，幼児期では月1～2回血中Phe値を測定する。

3 1日の摂取エネルギー量は同年齢の健康児と等しくする。たんぱく質（窒素源）の摂取量は乳児期には2 g/kg/日，幼児期では1.5～1.8 g/kg/日，

学童期以後は 1.0 〜 1.2 g/kg/日以下にならないようにする。

4️⃣ ミルクの投与量の目安は，乳児期：60 〜 150 g/日，幼児期：150 〜 200 g/日，学童期以後：200 〜 300 g/日とする。

5️⃣ 小学校入学までは原則として 4 週ごとに血中 Phe 値を測定し，身体測定および 3 カ月ごとに血液生化学検査を行う。

6️⃣ 栄養食事療法は成人になるまで継続し，一生続けることが望ましい。

7️⃣ 保護者に対して栄養食事療法の必要性を説明する。

8️⃣ 年齢別栄養摂取目標量を参考にして Phe 量・たんぱく質量・エネルギー量の 1 日量を設定して，4 週ごとに血中 Phe 値を測定し，血中 Phe 値が 2 〜 4 mg/dl になるようにする。

表12　低フェニルアラニン（Phe）食品

食品群	食品	アミノ酸 (mg)			たんぱく質 (g)	エネルギー量 (kcal)
		Phe	Leu	Met		
野菜類	キャベツ	27	45	11	1.3	23
	しろうり	28	45	10	0.9	15
	ずいき	16	25	6	0.5	16
	セロリー	19	27	4	1.0	15
	だいこん（根）	5	9	2	0.5	2
	とうがん	16	25	6	0.5	16
	トマト	19	23	5	0.7	19
	にんじん	17	23	5	0.6	37
	根葉ねぎ	14	24	5	0.5	28
	はくさい	12	21	4	0.8	14
	はつかだいこん	25	40	9	0.8	15
	ピーマン	27	43	10	0.9	22
	ふき	9	15	3	0.3	11
	みょうが	28	45	10	0.9	12
	らっきょう	22	35	8	0.7	115
	レタス	14	24	4	0.6	12
果物	あんず（生）	21	34	9	1	36
	いちご	24	41	11	0.9	34
	いちじく	13	25	5	0.6	54
	いよかん	19	31	8	0.9	46
	うんしゅうみかん	14	24	5	0.7	46
	ネーブルオレンジ	15	27	5	0.9	46
	かき	16	25	5	0.4	60
	グレープフルーツ	12	18	4	0.9	38
	さくらんぼ	21	34	9	1	60
	すいか	14	15	4	0.6	37
	日本なし	4	8	3	0.3	43
	なつみかん	15	27	4	0.9	40
	パインアップル	15	24	11	0.6	51
	はっさく	17	27	7	0.8	45
	パパイア	11	17	5	0.5	38
	びわ	6	10	3	0.3	40
	ぶどう	7	10	3	0.4	59
	ブルーベリー	11	17	5	0.5	49
	ぶんたん	15	24	6	0.7	38
	ぽんかん	19	31	8	0.9	40
	マンゴー	13	20	5	0.6	64
	メロン	21	24	6	1.1	42
	もも	8	16	3	0.6	40
	りんご	5	9	2	0.2	54
	レモン	19	31	8	0.9	54
藻類	ところてん	10	16	4	0.2	2
	もずく	8	14	4	0.2	4
いも類	板こんにゃく	4	5	1	0.1	5
	しらたき	8	11	3	0.2	6
油脂類	調合油	0	0	0	0.0	921

⑨ 乳児期では調製粉乳を治療用ミルクに混ぜて使用してもよいが，Phe量を確認すること。

⑩ 離乳は健康児に比べて遅れるが，Pheコントロールが優先するので遅れてもやむを得ない。

⑪ 幼児期では食べ物の好みが出てくるので，同じ材料でも調理方法を変えて食事を楽しくする工夫をする。

⑫ 小学生になってもPhe制限食が重要であり，治療ミルクを基本にして学校でも飲むようにする。

⑬ 学校給食については，よく相談して食べられる食品を選んで摂取するようにすれば可能であるが，お弁当持参が望ましい。

⑭ PKUの治療は一生涯継続するものである。

⑮ PKUの女性の妊娠はマターナルPKUと呼ばれ，妊娠中は血中Phe値を低く保ち出産は可能であるので，医師の指導のもとで経過観察する。

表13　生後10カ月の小児の場合（エネルギー量：900 kcal／日）の献立例

治療ミルク132 g（E：604 kcal，P：20.8 g，Phe 0 mg）
離乳食より摂取（E：2,789 kcal，P：5.1 g，Phe 230 mg）
（エネルギー900 kcal，たんぱく質22.5〜27 g，Phe 240〜260 mg）

時刻		食品	使用量(g)	Phe(mg)	たんぱく質(g)	エネルギー(kcal)
朝	ジャムパン	食パン	15	69	1.4	40
		いちごジャム	2	0	Φ	5
	ポテトサラダ	じゃがいも	20	13	0.3	15
		にんじん	5	1	0	2
		低たんぱくマヨネーズ	3	0	Φ	22
	ミルク	Phe除去ミルク	33	0	5.2	151
昼	煮込みうどん	うどん（ゆで）	40	56	1.0	42
		はくさい	15	2	0.1	2
		ブロッコリー	5	8	0.2	2
		菜の花	10	15	0.4	3
		かぼちゃ	25	14	0.5	23
		低塩だし割りしょうゆ	1	1	Φ	0
	おろしりんご	りんご	50	3	0.1	27
	ミルク	Phe除去ミルク	33	0	5.2	151
おやつ	くず湯	かたくり粉	3	Φ	Φ	10
		砂糖	3	0	0	12
夕	全がゆ	全がゆ	60	37	0.7	43
	中華風炒め煮	たまねぎ	15	4	0.2	6
		にんじん	5	1	Φ	2
		こまつな	10	5	0.2	1
		調合油	2	0	0	18
		かたくり粉	1	Φ	Φ	3
		低塩だし割りしょうゆ	1	1	Φ	Φ
	ミルク	Phe除去ミルク	33	0	5.2	151
就寝前	ミルク	Phe除去ミルク	33	0	5.2	151
		ミルク由来 合計		0	20.8	604
		食事由来 合計		230	5.1	278
		1日の栄養摂取量 合計		230	25.9	882

（恩賜財団母子愛育会編：改訂食事療法ガイドブック―アミノ酸代謝異常のために，p.28より）

食事計画 ｜ 献立例 1

1,400 kcal（肝型糖原病：3～5歳）

制限糖質量を5％以内に設定，コーンスターチで低血糖予防

深夜* （*午前4時）

献立	1人分材料・分量（目安量）	作り方
特殊ミルク	糖原病治療用フォーミュラ（夜間用）20 g 湯 100 g コーンスターチ（CS）20 g 水 50 g	① 糖原病治療用フォーミュラ（夜間用）20 gを40～60℃の温湯 100 gに溶解してミルク溶液とする。 ② コーンスターチは水50 gに溶かし，①と合わせる。

朝

献立	1人分材料・分量（目安量）	作り方
ごはん（主食）	ごはん 60 g	
豆腐とわかめのみそ汁（汁）	絹ごし豆腐 30 g カットわかめ 1 g みそ 8 g 昆布だし汁 80 g	① 豆腐は1 cm角に切る。 ② わかめは水につけて戻して1 cmに切る。 ③ だしが温まったら①②を加えて，みそを溶き入れる。
こまつなとしらす干しのお浸し（副菜）	こまつな 50 g しらす干し 5 g しょうゆ 1 g	① 熱湯に少々の塩を入れ，こまつなをゆでる。 ② こまつなを5 mmに切り，水気をしぼってしょうゆと和える。 ③ しらす干しに熱湯をかけ，②に混ぜる。
特殊ミルク（飲み物）	糖原病治療用フォーミュラ（昼間用）10 g 湯 100 g コーンスターチ（CS）10 g 水 50 g	① 糖原病治療用フォーミュラ（昼間用）10 gを40～60℃の温湯 100 gに溶解してミルク溶液とする。 ② コーンスターチは水50 gに溶かし，①と合わせる。
焼きいも（デザート）	さつまいも（焼き）40 g	

昼

献立	1人分材料・分量（目安量）	作り方
ハヤシライス（主食）	ごはん 90 g 牛肉（もも）30 g にんじん 20 g たまねぎ 30 g ハヤシルウ 10 g 大豆油 4 g	① 牛肉は粗く刻む。 ② にんじん，たまねぎはみじん切りにする。 ③ フライパンに油を熱し①②を加えて炒める。 ④ 適量の水を加えて沸騰したらあくをとり煮る。 ⑤ いったん火を止めルウを溶かしながら入れる。 ⑥ 弱火でとろみがつくまで10分程度煮る。
きゅうりとりんごのサラダ（副菜）	きゅうり 10 g 塩 0.1 g りんご 30 g マヨネーズ 5 g	① きゅうりに塩をかけて板ずりし1 cm角に切る。 ② りんごは塩水につけて1 cm角に切る。 ③ 水分を十分きりマヨネーズを混ぜる。

午後の間食

献立	1人分材料・分量（目安量）	作り方
特殊ミルク	糖原病治療用フォーミュラ（昼間用）10 g 湯 100 g コーンスターチ（CS）20 g 水 50 g	① 糖原病治療用フォーミュラ（昼間用）10 gを40～60℃の温湯 100 gに溶解してミルク溶液とする。 ② コーンスターチは水50 gに溶かし，①と合わせる。
チーズ	プロセスチーズ 10 g	

先天性代謝異常

献立	1人分材料・分量（目安量）	作り方
夕 ごはん（主食）	ごはん 70 g	
あじの ムニエル（主菜）	あじ 50 g 小麦粉 3 g 大豆油 3 g ミニトマト 20 g ブロッコリー 20 g	① あじは食べやすい大きさに切り，小麦粉を振る。 ② フライパンに油を熱し①を加え両面を焼く。 ③ ミニトマトは半分に切る。 ④ 熱湯に塩を少し入れブロッコリーをゆで一口大の大きさに切る。 ⑤ ②③④を盛り合わせる。
キャベツの ごま和え（副菜）	キャベツ 30 g ごま（いり）2 g うすくちしょうゆ 1 g	① 熱湯にキャベツを入れゆでる。 ② ①を1 cm幅に切り十分に水分をきる。 ③ ごまをいり，しょうゆを入れ②に混ぜる。

献立	1人分材料・分量（目安量）	作り方
夜食* *午後10時 おにぎり 特殊ミルク	ごはん 50 g 味付けのり 1 g 糖原病治療用フォーミュラ（夜間用）20 g 湯 100 g コーンスターチ（CS）20 g 水 50 g	① ごはんをにぎって味付けのりを巻く。 ② 糖原病治療用フォーミュラ（夜間用）20 gを40～60℃の温湯 100 gに溶解してミルク溶液とする。 ③ コーンスターチは水 50 gに溶かし，①と合わせる。

＊本献立は特殊ミルク共同安全事業開発委員会編『わかりやすい肝型糖原病食事療法』p.21 を改変したものです。

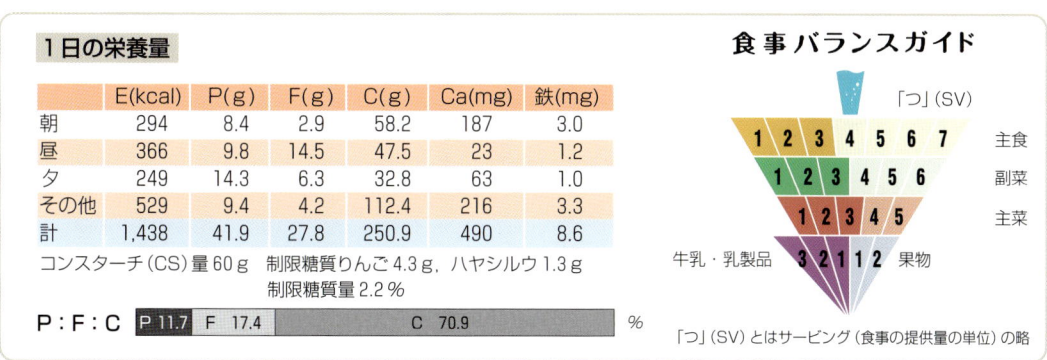

1日の栄養量

	E(kcal)	P(g)	F(g)	C(g)	Ca(mg)	鉄(mg)
朝	294	8.4	2.9	58.2	187	3.0
昼	366	9.8	14.5	47.5	23	1.2
夕	249	14.3	6.3	32.8	63	1.0
その他	529	9.4	4.2	112.4	216	3.3
計	1,438	41.9	27.8	250.9	490	8.6

コンスターチ（CS）量 60 g　制限糖質りんご 4.3 g，ハヤシルウ 1.3 g
制限糖質量 2.2 %

P：F：C　P 11.7　F 17.4　C 70.9　%

食事計画献立例1

食事計画｜献立例 1

1,400 kcal
（肝型糖原病：3〜5歳）

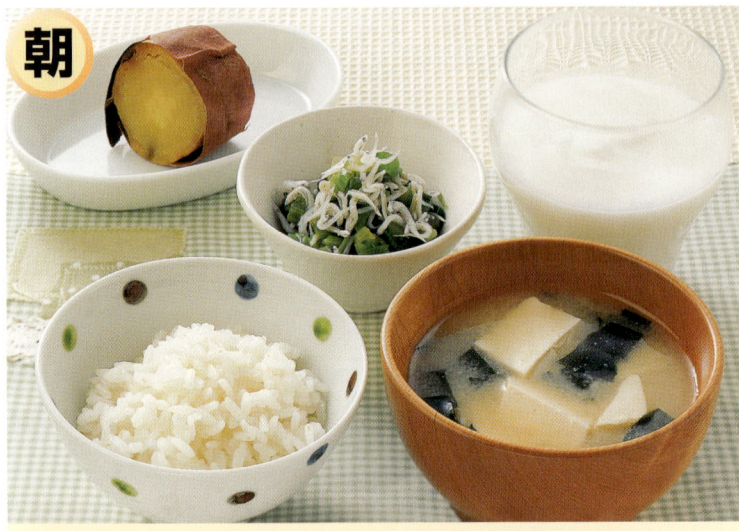

●乳糖・果糖・ショ糖を制限してカルシウムと鉄を供給します

主食	ごはん
汁	豆腐とわかめのみそ汁 *variation* 豆腐スープ
副菜	こまつなとしらす干しのお浸し *variation* こまつなのごま和え
飲み物	特殊ミルク
デザート	焼きいも

	E(kcal)	P(g)	F(g)	C(g)	制限糖質量(g)
ごはん	101	1.5	0.2	22.3	0
豆腐とわかめのみそ汁	37	2.7	1.4	3.5	0
こまつなとしらす干しのお浸し	13	2.0	0.2	1.3	0
特殊ミルク	78	1.6	1.0	15.6	0
焼きいも	65	0.6	0.1	15.6	0

●制限糖質量2.2％で脂質を供給します

主食	ハヤシライス *variation* カレーライス
副菜	きゅうりとりんごのサラダ *variation* ポテトサラダ

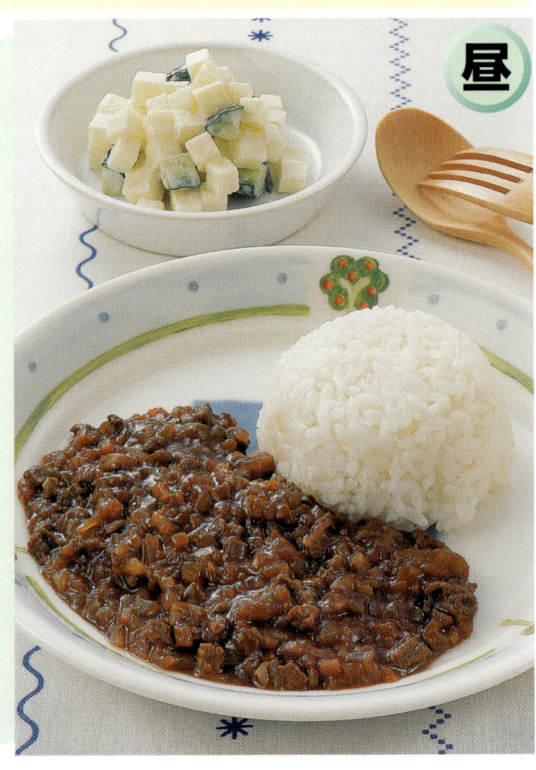

	果糖(g)	ショ糖(g)	計
ハヤシルウ	0.2	1.1	5.6
りんご	2.7	1.6	

	E(kcal)	P(g)	F(g)	C(g)	制限糖質量(g)
ハヤシライス	315	9.5	10.9	42.8	1.3
きゅうりとりんごのサラダ	51	0.3	3.7	4.8	4.3

先天性代謝異常

| 先天性代謝異常 |

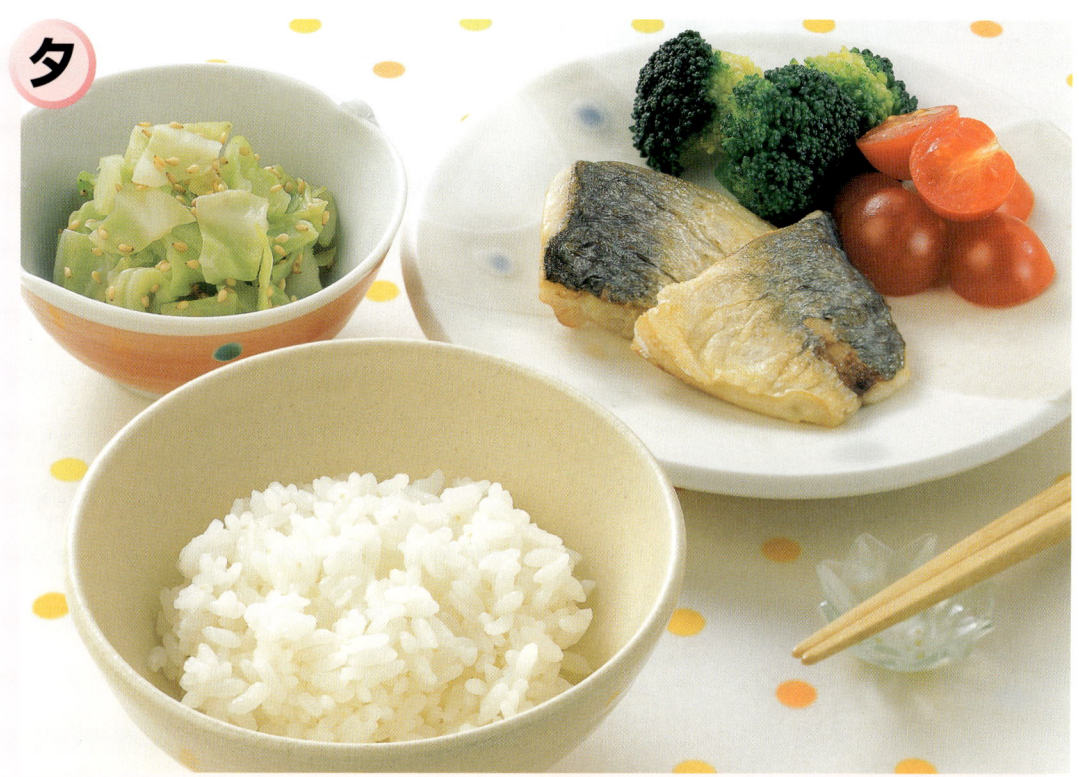

夕

●乳糖・果糖・ショ糖を制限してたんぱく質を供給します

	E(kcal)	P(g)	F(g)	C(g)	制限糖質量(g)
ごはん	118	1.8	0.2	26.0	0
あじのムニエル	112	11.7	4.9	4.8	0
キャベツのごま和え	19	0.9	1.1	2.0	0

主食	ごはん *variation* 食パン
主菜	あじのムニエル *variation* 鶏レバーソテー
副菜	キャベツのごま和え *variation* ほうれんそうのごま和え

間食

夜食

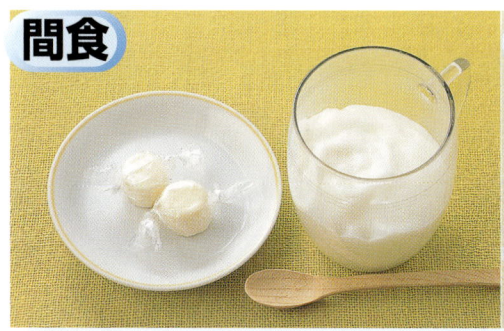
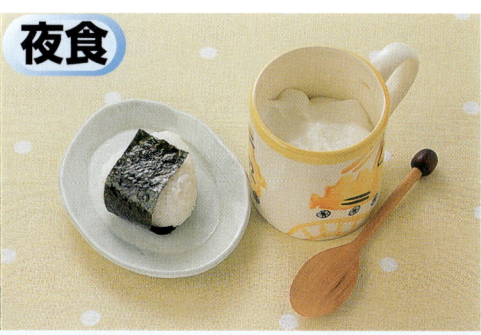

●未調理コーンスターチを用いて，低血糖を予防

間食	特殊ミルク チーズ	深夜	特殊ミルク
夜食	おにぎり 特殊ミルク		＊写真はありません

＊制限糖質量は 0

	E(kcal)	P(g)	F(g)	C(g)
特殊ミルク（昼間用）（1食分）	114	1.6	1.1	24.2
特殊ミルク（夜間用）（1食分）	148	1.9	0.1	34.5
チーズ	34	2.3	2.6	0.1
おにぎり	86	1.7	0.2	19.0

食事計画献立例1

食事計画｜献立例 2 （フェニルケトン尿症：5歳児） 1,600 kcal

低たんぱく食品・低Phe食品を用いて，Phe量を300mg程度に

朝

献立	1人分材料・分量（Phe量mg）	作り方
ホットケーキ 主食	低Pheドーナッツミックス 30g（1） 水 20g バター 3g（1） はちみつ 5g	① ドーナッツミックスに水を加え混ぜる。 ② フライパンにバターを入れ焼く。 ③ はちみつを塗る。
ブロッコリーのフレンチドレッシングサラダ 副菜	きゅうり 10g（3） レタス 10g（1） 塩 0.1g ミニトマト 20g（6） ブロッコリー 20g（30） フレンチドレッシング 5g	① きゅうりは塩をかけて板ずりし小口切り，レタスは一口大に切る。 ② ミニトマトは半分に切る。 ③ ブロッコリーは塩ゆでし一口大に切る。 ④ 器にすべてを入れドレッシングをかける。
Phe除去ミルク 飲み物	Phe除去ミルク 40g 湯 100g	① Phe除去ミルク 40gを40〜60℃の温湯100gに溶解してミルク溶液とする。

昼

献立	1人分材料・分量（Phe量mg）	作り方
スパゲッティナポリタン 主食	低たんぱくスパゲッティ 40g（4） にんじん 10g（2） たまねぎ 30g（8） ピーマン 10g（3） 油 5g 塩 1g ケチャップ 10g（9）	① 低たんぱくスパゲッティは熱湯で8分ゆでる。 ② にんじん，たまねぎは短冊切り，ピーマンはせん切りにする。 ③ フライパンに油を熱し②を加えて炒める。 ④ ①を加え炒めながら混ぜ合わせ，塩とケチャップで味をつける。
いちご デザート	いちご 70g（17）	① 食べやすい大きさに切りそのまま食べる。
Phe除去ミルク 飲み物	Phe除去ミルク 40g 湯 100g	① Phe除去ミルク 40gを40〜60℃の温湯100gに溶解してミルク溶液とする。

午後の間食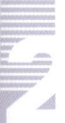

献立	1人分材料・分量（Phe量mg）	作り方
Phe除去ミルク	Phe除去ミルク 40g 湯 100g	① Phe除去ミルク 40gを40〜60℃の温湯100gに溶解してミルク溶液とする。
オレンジゼリー	寒天 0.8g 水 50g 砂糖 3g オレンジジュース 50g（4）	① 寒天を水につけて軟らかくする。 ② ①を加熱して砂糖を加え溶かす。 ③ ②にオレンジジュースを加えてよく混ぜる。 ④ 型に入れて冷蔵庫で冷やす。

	献立	1人分材料・分量（Phe量mg）	作り方
夕	ごはん *主食*	ピーエルシーごはん炊き上げ一番 1/3　90g（23）	炊飯器で炊く。
	豆腐スープ *汁*	絹ごし豆腐40g（110） ほうれんそう10g（8） 固形コンソメ1g（4） 水150g	①水150gを沸かし固形コンソメを入れる。 ②豆腐はさいの目に切り①に入れる。 ③ゆでたほうれんそうを1cmに切り，②に混ぜる。
	糸こんにゃくのハンバーグ風 付け合わせ グラッセ 粉ふきいも *主菜*	糸こんにゃく50g（4） たまねぎ20g（5） 低たんぱく小麦粉10g（31） 塩0.6g こしょう（少々） 油3g ケチャップ10g（9） ウスターソース5g（5） にんじん20g（3） 　砂糖2g じゃがいも40g（26） 　塩0.1g	①糸こんにゃくとたまねぎはみじん切りにする。 ②小麦粉に①を混ぜ塩，こしょうを加える。 ③形を整える。 ④フライパンに油を引き両面を焼く。 ⑤ケチャップとウスターソースで味付けをする。 ⑥にんじんは型で抜き，砂糖を加えてグラッセ風に煮る。 ⑦じゃがいもは食べやすい大きさに切り，ゆでて粉ふきにする。 ⑧最後に⑦に塩をかける。
	Phe除去ミルク *飲み物*	Phe除去ミルク40g 湯100g	①Phe除去ミルク40gを40～60℃の温湯100gに溶解してミルク溶液とする。

	献立	1人分材料・分量（Phe量mg）	作り方
就寝前	Phe除去ミルク	Phe除去ミルク40g 湯100g	①Phe除去ミルク40gを40～60℃の温湯100gに溶解してミルク溶液とする。

＊本献立は特殊ミルク共同安全開発委員会編『改訂食事療法ガイドブック－アミノ酸代謝異常のために』p.32より引用しました。

1日の栄養量

	E(kcal)	P(g)	F(g)	食塩(g)	Phe(mg)
朝	372	7.8	13.3	0.3	42
昼	425	7.8	12.6	1.3	43
夕	488	11.1	11.6	1.9	228
間食その他	399	13.0	13.7	0.0	4
計	1,684	39.8	51.1	3.6	317

P：F：C　P 9.5　F 27.3　C 63.2　％

食事バランスガイド

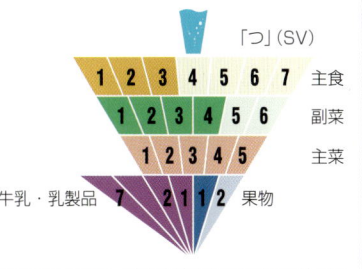

「つ」(SV)とはサービング（食事の提供量の単位）の略

食事計画 | 献立例 2 （フェニルケトン尿症：5歳児） 1,600 kcal

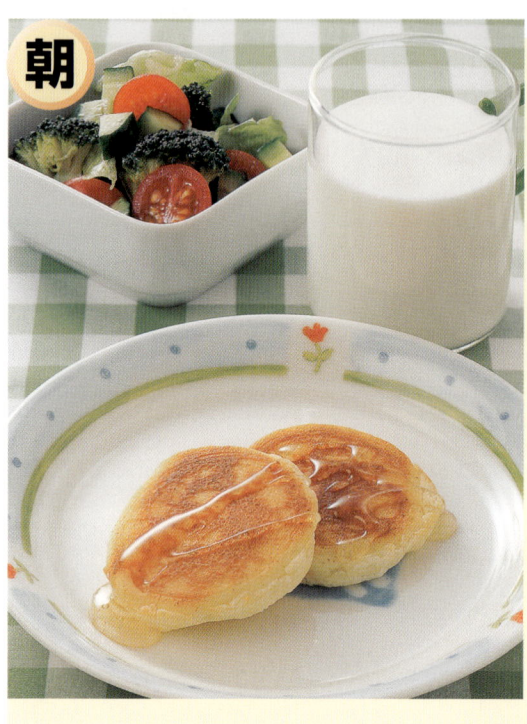

朝

●低たんぱく食品を使用し，不足エネルギーを油脂・砂糖類で補います

- **主食** ホットケーキ
- **副菜** ブロッコリーのフレンチドレッシングサラダ
  variation 彩り野菜サラダ *p.77*
- **飲み物** Phe除去ミルク

	E (kcal)	P (g)	F (g)	食塩 (g)	Phe量 (mg)
ホットケーキ	153	0.3	4.2	0.1	2
ブロッコリーのフレンチドレッシングサラダ	35	1.2	2.2	0.3	40
Phe除去ミルク	183	6.3	6.8	0	0

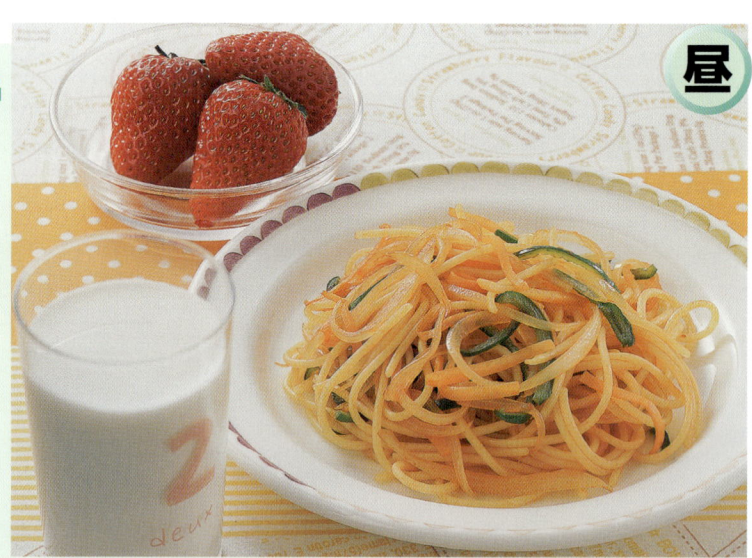

昼

●主食は低たんぱく食品を利用して

- **主食** スパゲッティナポリタン
  variation 玉子丼もどき *p.76*
- **デザート** いちご
- **飲み物** Phe除去ミルク

	E (kcal)	P (g)	F (g)	食塩 (g)	Phe量 (mg)
スパゲッティナポリタン	218	0.9	5.7	1.3	26
いちご	24	0.6	0.1	0.0	17
Phe除去ミルク	183	6.3	6.8	0.0	0

先天性代謝異常

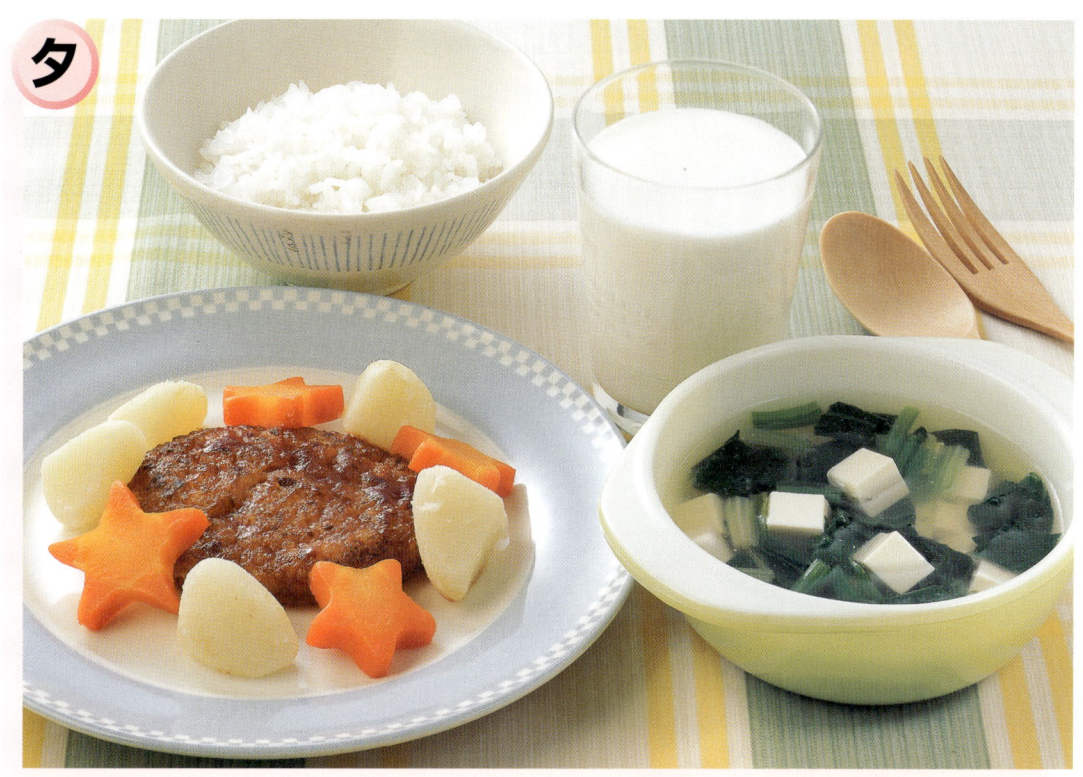

● 低たんぱく食品・低Phe食品を利用して

主食	ピーエルシーごはん *variation* 炊き込みごはん p.76
汁	豆腐スープ *variation* キャベツスープ p.78
主菜	糸こんにゃくのハンバーグ風 *variation* 八宝菜 p.77
飲み物	Phe除去ミルク

	E(kcal)	P(g)	F(g)	食塩(g)	Phe量(mg)
ピーエルシーごはん	142	0.7	0.3	0.0	23
豆腐スープ	27	2.3	1.3	0.4	122
糸こんにゃくのハンバーグ風	136	1.8	3.2	1.5	83
Phe除去ミルク	183	6.3	6.8	0.0	0

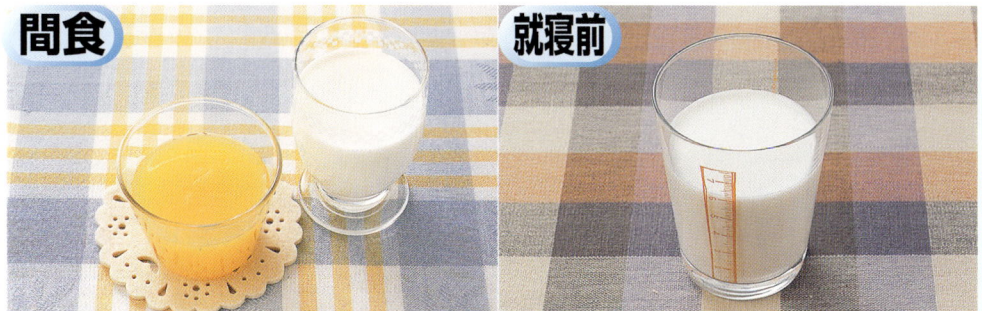

● Phe除去ミルクは生涯にわたって飲みましょう

| 間食 | Phe除去ミルク
オレンジゼリー |
| 就寝前 | Phe除去ミルク |

	E(kcal)	P(g)	F(g)	食塩(g)	Phe量(mg)
Phe除去ミルク（1食分）	183	6.3	6.8	0.0	0
オレンジゼリー	33	0.4	0.0	0.0	4

食事計画献立例2

組合せ料理例（フェニルケトン尿症5歳児）

『改訂食事療法ガイドブック―アミノ酸代謝異常症のために』p.153～154の献立を改変

主食

炊き込みごはん

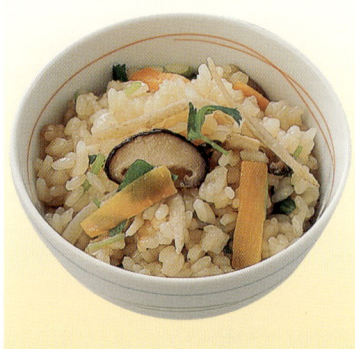

材料・分量（Phe量mg）

でんぷん米（げんたくん）	70 g	(7)	こんにゃく	10 g	
ごぼう	10 g	(3)	根みつば	5 g	(2)
生しいたけ	10 g	(10)	酒	6 g	
にんじん	10 g	(2)	低塩だしわりしょうゆ	6 g	(5)
			水	90 g	

作り方
① ごぼうはささがきにし，水につけてあく抜きをする。
② しいたけ，こんにゃくは細切り，にんじんは短冊切りにする。
③ 低塩だしわりしょうゆ，酒，水を混ぜる。
④ 炊飯器に米と①②③を入れて早炊きで炊飯する。
⑤ みつばを加え15分蒸らして全体を混ぜる。

E(kcal)	P(g)	F(g)	食塩(g)	Phe(mg)
271	1.1	0.3	0.0	29

●でんぷん米および低塩だしわりしょうゆを使用します。

玉子丼もどき

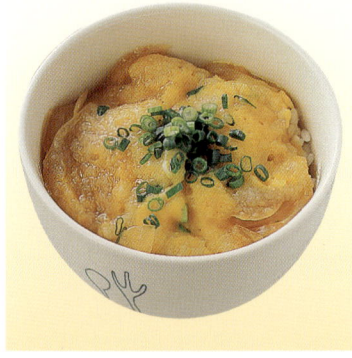

材料・分量（Phe量mg）

でんぷん米（げんたくん）	60 g	(6)	万能ねぎ（またはみつば）	2 g	(1)
かぼちゃ	20 g	(11)	昆布だし汁	50 g	(2)
ながいも	50 g	(33)	みりん	12 g	(1)
たまねぎ	25 g	(6)	低塩だしわりしょうゆ	10 g	(8)

作り方
① かぼちゃは皮をむき一口大に切り，熱湯でゆで軟らかくした後裏ごしをする。
② ながいもは皮をむき，おろし金ですり下ろす。
③ 裏ごしたかぼちゃに②のながいもを半分量加えて混ぜる。
④ 鍋にだし汁と調味料を入れ，薄切りにしたたまねぎを入れ味をつける。
⑤ ③に残り半分量のながいもを加える（少し混ぜる）。
⑥ ④の鍋に⑤を混ぜ細く切った万能ねぎを入れ，1分火を通す。
⑦ 丼にごはんを入れ，その上に⑥をかけ入れる。

E(kcal)	P(g)	F(g)	食塩(g)	Phe(mg)
307	2.4	0.5	0.1	68

●かぼちゃが卵の卵黄，ながいもが卵白のつもりで調理します。

主菜

焼き餃子（5個）

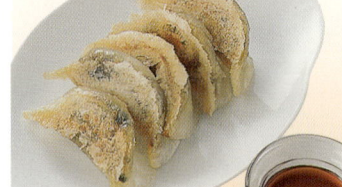

材料・分量（Phe量mg）

具	生しいたけ	10 g	(10)	皮	でんぷん小麦粉	40 g	(5)
	キャベツ	20 g	(5)		ラード	2.5 g	
	にら	6 g	(4)		熱湯	30 g	
	たまねぎ	10 g	(3)				
	ごま油	5 g		たれ	低塩だしわりしょうゆ	10 g	(8)
	かたくり粉	1 g			酢	5 g	
	塩	0.1 g					

作り方
① 具はみじん切りにしてごま油3gで炒め塩を加えかたくり粉を加える。
② でんぷん小麦粉にラードと熱湯を入れて菜箸で手早く混ぜる。
③ 手で扱える温度になったら，手でこねて耳たぶぐらいの軟らかさにする。
④ ③を棒状にして5個に切り分け，めん棒で丸くのばす。
⑤ 皮に具を入れて餃子包みにする。
⑥ フライパンにごま油2gを引き，水を少し入れて蒸し焼きにする。

●餃子をきつね色に焼き水がなくなるまで蒸し焼きにします。

E(kcal)	P(g)	F(g)	食塩(g)	Phe(mg)
235	1.3	7.7	0.1	35

先天性代謝異常

八宝菜

材料・分量（Phe量mg）

ベーコン	5 g	(25)	生しいたけ	10 g (10)
はくさい	20 g	(2)	油	2 g
キャベツ	20 g	(5)	固形コンソメ	1 g (4)
にんじん	5 g	(1)	水	100 g
たけのこ水煮	15 g	(12)	かたくり粉	2 g
ピーマン	5 g	(1)	塩 0.3 g こしょう（少々）	

作り方
① はくさい，キャベツ，にんじん，たけのこは短冊切りにする。
② ピーマン，しいたけは細くせん切りにする。
③ ベーコンは1cmサイズに切る。
④ 材料をすべて炒め，コンソメを溶かしたスープを入れる。
⑤ 塩，こしょうで味をつける。
⑥ かたくり粉によりとろみをつける。

●かたくり粉は水溶きしてから混ぜ合わせます。

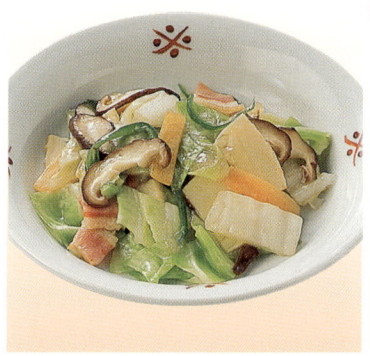

E(kcal)	P(g)	F(g)	食塩(g)	Phe(mg)
64	2.0	4.1	0.8	60

ながいもの青じそ揚げ

材料・分量（Phe量mg）

ながいも	30 g	(20)	油（吸油量）	2 g
青じそ	1 g	(1)	塩	0.1 g
かたくり粉	2 g			

作り方
① ながいもは皮をむいて拍子木に切る。
② 青じそを①に巻き，かたくり粉をつける。
③ 熱した油できつね色に薄く揚げる。
④ 食べる時に塩を振る。

●油は150～170℃で揚げます。

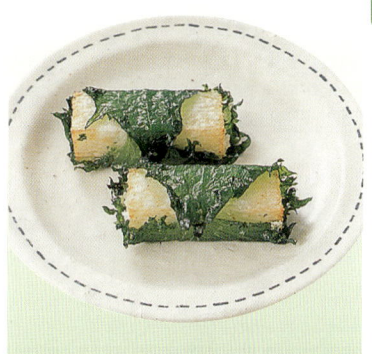

E(kcal)	P(g)	F(g)	食塩(g)	Phe(mg)
45	0.7	2.1	0.1	21

彩り野菜サラダ（ハニードレッシング和え）

材料・分量（Phe量mg）

きゅうり	10 g	(2)	ハニードレッシング	
トマト	10 g	(2)	はちみつ	5 g
りんご	10 g		レモン汁	5 g
かき	10 g	(2)	油	9 g
かぶ	10 g	(1)	塩	1 g

作り方
① きゅうりはいちょう切りにする。
② トマトは湯の中にさっと入れ，皮をむき，いちょう切りにする。
③ りんごはよく洗い，皮をつけたままいちょう切りにする。
④ かきは薄くいちょう切りにする。
⑤ かぶはいちょう切りにし，塩を振って10分程度置き，水分をしぼって洗い流す。
⑥ 材料をよく混ぜて，ハニードレッシングを作る。
⑦ ①～⑤を混ぜてハニードレッシングをかけて盛り付ける。

●かきのない季節では代わりにみかんの缶詰を用いてもよい。

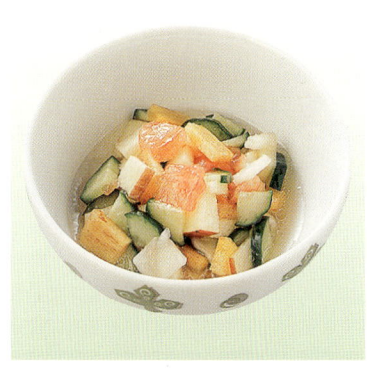

E(kcal)	P(g)	F(g)	食塩(g)	Phe(mg)
116	0.3	9.1	1.0	7

組合せ料理例（フェニルケトン尿症5歳児）

『改訂食事療法ガイドブック－アミノ酸代謝異常症のために』p.153～154の献立を改変

汁

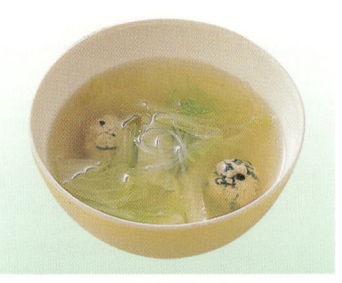

E(kcal)	P(g)	F(g)	食塩(g)	Phe(mg)
64	3.2	2.4	0.9	105

はくさいと肉団子のスープ

材料・分量（Phe量mg）

はくさい 30g (2)	万能ねぎ 2g (1)	かたくり粉 2g	塩 0.3g
はるさめ 5g	しょうが 1g	固形コンソメ 1g (4)	水 200g
豚ひき肉 15g (98)	塩 0.2g		

作り方
① はくさいは5×2cmの長方形に切る。
② はるさめは熱湯に入れ透明になるまでゆでる。その後2cmに切る。
③ 豚のひき肉に万能ねぎとしょうがのみじん切りを加える。
④ ③に塩を混ぜて一口大に丸めかたくり粉をつけ，水200gでゆでる。
⑤ ④にはくさいを入れ煮込み，コンソメと塩で調味してはるさめを入れる。
●豚肉の団子は煮すぎないように注意します。

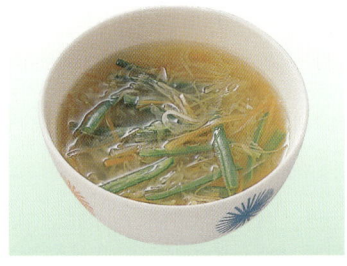

E(kcal)	P(g)	F(g)	食塩(g)	Phe(mg)
20	0.8	0.1	0.9	21

キャベツスープ

材料・分量（Phe量mg）

キャベツ 20g (5)	さやいんげん 10g (5)	固形コンソメ 1g (4)
たまねぎ 20g (5)	塩 0.5g	水 200g
にんじん 10g (2)		

作り方
① キャベツ，たまねぎ，にんじんはせん切りにする。
② さやいんげんは細切りにする。
③ 鍋に水を入れ野菜を煮込み，コンソメと塩で調味する。
④ ③にさやいんげんを入れ，1分加熱する。
●野菜は煮すぎないように注意します。

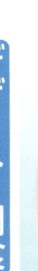

デザート・間食

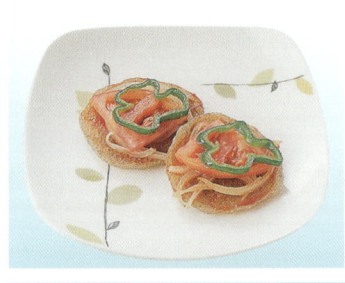

E(kcal)	P(g)	F(g)	食塩(g)	Phe(mg)
63	0.6	2.0	0.5	24

じゃがいもピザ

材料・分量（Phe量mg）

じゃがいも 30g (19)	たまねぎ 5g (1)	塩 0.5g
かたくり粉 5g	ピーマン 2g (1)	こしょう (少々)
塩 0.2g	トマト 5g (1)	油 2g
こしょう (少々)	ケチャップ 2g (2)	

作り方
① ボウルにすりおろしたじゃがいもとかたくり粉を入れ，塩，こしょうで下味をつける。
② フライパンに油を入れ，①を薄く流して焼く。片側がきつね色に焼けたら裏返して焼き，すぐに返してケチャップを塗り，輪切りしたたまねぎ，トマト，ピーマンをトッピングする。塩，こしょうで味をつけてふたをして焼く。
●じゃがいもから出る水分をきってから焼きましょう。

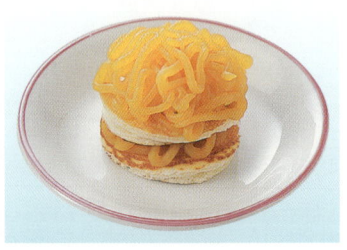

E(kcal)	P(g)	F(g)	食塩(g)	Phe(mg)
212	0.7	6.8	0.0	20

かぼちゃのモンブラン

材料・分量（Phe量mg）

でんぷんホットケーキ	かぼちゃ 30g (14)	生クリーム 4g (3)
ミックス 25g (3)	砂糖 10g	水15g, 油5g

作り方
① かぼちゃは適当に切ってゆで裏ごしし，砂糖を加えてペースト状にする。
② でんぷんホットケーキミックスに水と油を加え泡立て器でよく混ぜる。
③ フライパンに薄く油を引き②を丸く流して弱火で焼く。
④ ホットケーキを冷まして切れ目を入れ，かぼちゃペーストを塗る。
⑤ 生クリームを泡立てホイップクリームを作る。
⑥ かぼちゃペーストをケーキの上にしぼりホイップクリームと共に飾る。
●生クリームは冷やしながら泡立て器で泡立てます。

小児糖尿病

小児糖尿病の医学 ……… 80
医師：田中　明（女子栄養大学）

栄養食事療法 ……… 83
管理栄養士：松田早苗
　　　　　　（女子栄養大学短期大学部）

食事計画｜献立例 ……… 88
管理栄養士：松田早苗
　　　　　　（女子栄養大学短期大学部）

組合せ料理例 ……… 100
管理栄養士：松田早苗
　　　　　　（女子栄養大学短期大学部）

小児糖尿病の医学

Ⅰ. 小児糖尿病の概要

糖尿病の詳細については，1巻を参照。

❶ 1型糖尿病

膵β細胞の破壊により，絶対的なインスリン欠乏状態に至る糖尿病です。絶対的なインスリン欠乏状態ではインスリン治療が不可欠で，このような病態をインスリン依存状態と呼びます。膵β細胞の破壊は主として自己免疫異常[*1]により起こり，グルタミン酸脱炭酸酵素（GAD）抗体，膵島細胞抗体（ICA）などの自己抗体の陽性率が高く，他の免疫異常による疾患の合併も多く認めます。1型糖尿病[*2]は自己抗体を認める自己免疫性と認めない特発性に分類されます。1型糖尿病はヒト白血球抗原（HLA）で特有の型を認めます。また，コクサッキーウイルス感染の流行時に発生が増加することや人工栄養児は母乳栄養児より発生が多いなど，ウイルス感染や環境因子も関与します。1型糖尿病はケトアシドーシスを起こして急激に発症する場合が多いのですが，膵β細胞の破壊がゆっくり進み，インスリン依存状態に至るまでの時間が長い場合もあり，これを緩徐進行性1型糖尿病といいます。

❷ 2型糖尿病

2型糖尿病はある程度のインスリン分泌低下にインスリン抵抗性[*3]（作用低下）が加わり発症する糖尿病で，インスリン分泌低下を主体にするものと，インスリン抵抗性を主体にするものに分けられます。家族内集積性（遺伝性）が高く，一卵性双生児の本症一致率は約90％と高率です。肥満と密接な関連があり，症例の多くは肥満を伴っており，思春期以後に発症率は増加します。最近，肥満児の増加とともに小児の2型糖尿病は増加しています。

❸ その他の特定の機序，疾患による糖尿病

1．MODY（maturity-onset diabetes in the young：小児の成人発症型糖尿病）

膵のインスリン合成・分泌にかかわる遺伝子の異常による遺伝性糖尿病です（常染色体優性遺伝）。幼少時から思春期にかけて緩徐に発症し，2型糖尿病の病態・症状を認めます。現在，遺伝子の種類により，MODY1〜MODY5に分類されています。

2．ミトコンドリアDNA異常による糖尿病

ミトコンドリアは生体のエネルギー源となるアデノシン3リン酸（ATP）を生成します。膵β細胞のインスリン分泌にはこのATPが不可欠です。したがって，ミトコンドリアDNA異常によりATP生成が減少すれば膵からのインスリン分泌は減少して糖尿病を発症します。本症は母系遺伝を示し，

[*1] 自己の組織を自己でないと誤まって認識する結果，自己組織に対する抗体（自己抗体）が生じる。その抗体による攻撃を受ける結果生じるのが自己免疫疾患である。

[*2] わが国の1年間の1型糖尿病の発症率は人口10万人あたり約1〜2人で，欧米の10〜30人に比べ少なく，発症率に人種差を認める。また，1型糖尿病の発症年齢は10〜14歳にピークを認め，発症数は増加している。

[*3] インスリン抵抗性とは，インスリン量に見合うだけのインスリン作用がない状態をいう。

難聴を伴うことが多く，緩徐に進行します。その他の糖尿病としては，インスリン受容体異常症[*4]などがあります。

[*4] インスリン受容体の異常はインスリン抵抗性を生じて糖尿病を発症する。

Ⅱ. 小児糖尿病の症状と診断

　１型糖尿病の場合は発症が急激で，進行が急速であるため，しばしば，糖尿病昏睡の状態で発症します。インスリンの絶対的欠乏状態によるインスリン作用不足のため，著明な高血糖と多尿による高度の脱水，体脂肪分解による急激な体重減少や脂肪の代謝産物であるケトン体増加を認めます。高度のケトン体増加はケトアシドーシスを生じ，脱水の進行と共に糖尿病昏睡を起こします。ケトアシドーシスでは呼気のアセトン臭，深くて長いクスマウル呼吸を認め，嘔気・嘔吐によりさらに脱水を悪化させます。全身倦怠感，多飲，多尿などの所見を認め，自己抗体を確認すれば診断されます。

　２型糖尿病の発症，進行は緩徐で，多くは学校検尿や医療機関での尿検査により偶然発見されます。肥満を伴うことが多く，自己抗体は認めません。

Ⅲ. 小児糖尿病の治療

　小児糖尿病の治療の目的は，血糖を正常化して合併症の出現を阻止し，健常小児と同様の心身の成長・発達を可能にすることです。

　成人糖尿病と異なり，小児糖尿病では精神的な問題から治療に支障をきたすことがあります。乳幼児期には，子どもの糖尿病発症による親の心理的ショックが子どもに大きな影響を及ぼします。また，学童期にはインスリン注射をすることに子どもは劣等感を感じ，思春期には将来の受験・就職・結婚などに対する不安が出現します。これらの問題を克服するには，対象児や親への心理面，生活面での適切な指導が重要です。

❶ １型糖尿病の治療

　１型糖尿病の多くはインスリン依存状態に急激に至り，糖尿病ケトアシドーシスの状態で発症します。糖尿病昏睡となることもあり，多くの場合入院を必要とします。

１．糖尿病ケトアシドーシスの治療

　糖尿病ケトアシドーシスは多尿による著明な脱水と高血糖を認めます。脱水に対しては大量の生理食塩水の輸液，高血糖に対しては速効型インスリン0.1単位／体重kg／時間の持続静注（インスリン少量持続注入法）を行います。重症のアシドーシスでは重炭酸ナトリウムによる補正を行います。ま

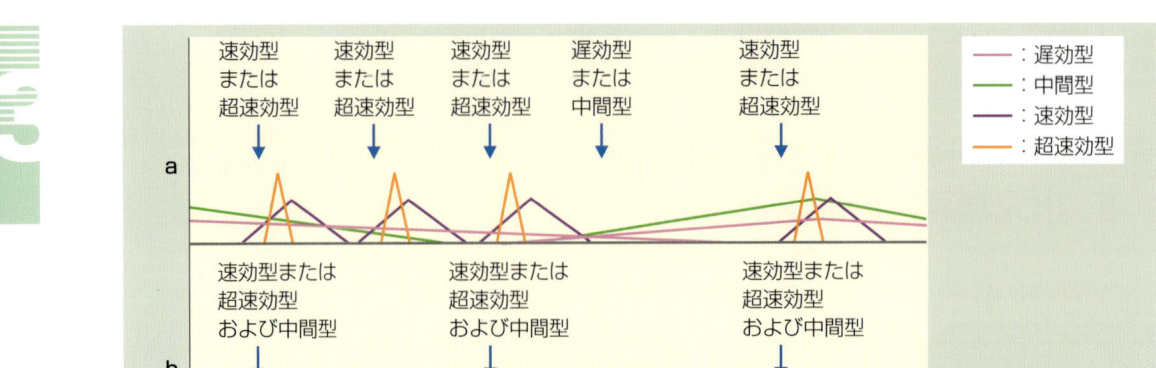

図1 インスリン療法（投与インスリン型と食事摂取）

た，血中カリウム値は発症時には高値を認めますが，インスリン投与により低値となり補充が必要となります。

2．慢性期の治療

❶ 栄養食事療法

小児の栄養食事療法の基本は食事制限ではなく，発育・成長に必要なエネルギーを摂取することです。

❷ インスリン療法（図1）

インスリンには超速効型[*5]，速効型[*6]，中間型[*7]，遅効型[*8]，および混合型インスリンがあります。インスリン療法の目標は健常小児の生理的インスリン分泌パターンに近づけることです。すなわち，朝食，昼食，夕食前に速効型または超速効型インスリンを注射し，インスリン基礎分泌[*9]を補うために就寝前に中間型または遅効型インスリンを注射します。さらに朝食前にも中間型または遅効型インスリンを加えることもあり，1日4〜5回の注射法となります（図1のa）。また，血糖の自己測定を行い，その結果により速効型や超速効型インスリンの投与量を微調節します。このように血糖の自己測定を行い，頻回にインスリン注射を行う治療法を強化インスリン療法といいます。発症早期に適切なインスリン治療を行うことにより一時的にインスリン必要量が減る（ハネムーン期）こともあります。

作用持続時間の短い超速効型およびピークのほとんどない遅効型インスリンが使用可能となり，低血糖の頻度が減少し，ヘモグロビン A_1c 値[*10] 6.5％未満の良好な血糖コントロールも可能になりました。超速効型インスリンは食後の高血糖，遅効型インスリンはインスリン基礎分泌を補充します。

❷ 2型糖尿病の治療

栄養食事療法・運動療法で多くは治療可能です。それで十分な血糖コントロールが得られない場合は経口糖尿病薬が使われます。

[*5] 発現時間15分以内，ピーク時間30分〜1.5時間，持続時間3〜5時間。食後高血糖を抑制する。

[*6] 発現時間30分〜1時間，ピーク時間1〜3時間，持続時間5〜8時間。食後高血糖を抑制する。

[*7] 発現時間1〜3時間，ピーク時間4〜12時間，持続時間18〜24時間。

[*8] 発現時間1〜2時間，明らかなピークなし，持続時間24時間でインスリン基礎分泌を補う。

[*9] 食事をしない時に必要な少量のインスリン分泌。

[*10] 1〜2カ月前から採血時までの血糖コントロール状態を反映し，糖尿病の血糖コントロールの指標に使われている。5.8％未満を優，6.5％未満を良のコントロールとされている。

栄養食事療法

I. 栄養食事療法の考え方

1型糖尿病と近年増加傾向にある2型糖尿病とに分けて対応します。

❶ 1型糖尿病

治療の基本は，インスリン療法です。栄養食事療法は，子どもの正常な成長・発達を促し，活動量に見合った栄養を摂取することを方針とし，食事制限は行いません。成人の2型糖尿病のように血糖コントロール改善のために食事制限を行うと，成長障害や，頻回の低血糖を招くことになります。

1型糖尿病の子どもにとって必要かつ十分な栄養を摂取することは，インスリン療法による血糖コントロールに欠かせないものです。

さらに，低血糖やSick-dayの対策も必要です。1型糖尿病では，低血糖を起こしやすく，その原因には，食事量の減少によるエネルギー摂取量の不足，スポーツなどで通常以上にエネルギー消費量が大きくなること，インスリンの打ち間違いなどがあげられます。低血糖を起こしたときの対処のみならず，予防も大切です。一方，Sick-dayとは，糖尿病以外の病気にかかることです。特に血糖コントロール不良の場合，感染症にかかりやすく，抗生物質が効きにくいなどの問題が生じ，栄養管理が必要になります。

❷ 2型糖尿病

治療の基本は，栄養食事療法と運動療法です。肥満を是正し，インスリン抵抗性を改善することが血糖コントロールの改善につながります。しかし，

表1 小児1型糖尿病における管理目標

指標	正常値	年代別目標値
食前血糖値（mg/dl）	＜110	（思春期）80〜140 （学童期）80〜150 （幼児期）80〜160
食後血糖値（mg/dl）	＜126	（思春期）〜180 （学童期）〜200 （幼児期）〜250
夜間血糖値（mg/dl）	—	（思春期）65〜126 （学童期）70〜140 （幼児期）70〜170
HbA$_{1C}$（％）	＜6	（思春期）6.5〜7.4 （学童期）6.5〜7.4 （幼児期）7.5〜8.5

小児の血糖は血糖管理が不安定であり，目標値以下になることをいたずらに推奨してはならない。特に早朝空腹時血糖値が70 mg/dl 未満では夜間の低血糖の存在を考慮する。
日本糖尿病学会編：科学的根拠に基づく糖尿病診療ガイドライン改訂第2版（南江堂）2007

成人と小児では肥満の是正に対する考え方に大きな違いがあり，小児の場合は，成長・発達段階にあることを念頭におき，体重は現状維持のままとして，身長が伸びることで肥満度を減少させ，肥満を是正することを目標とします。過度のエネルギー制限は，成長を抑制し，さらに心理的負担も招きます。

同年齢の健康な子どもと同じ栄養量の食事が基本になりますが，高度肥満を呈する場合や，第2発育急進期を過ぎた思春期後期では，肥満是正のために摂取エネルギーの制限による減量が必要となります。

II. 栄養基準

❶ 1型糖尿病

対象者の身長・体重が，同年齢，同性の「日本人の食事摂取基準」の基準体位と大きく差がなければ，身体活動レベルの推定エネルギー必要量を目標エネルギー量とします。しかし，身長が基準身長と大きく差がある場合は，身長に対応する基準体重に見合ったエネルギー量を目標エネルギー量とします。思春期女子で肥満傾向がある場合，インスリンは脂肪合成を促進するため，さらに肥満を助長します。1型糖尿病に加えて2型糖尿病を呈し，インスリン抵抗性の増大，血糖コントロールの悪化，脂質代謝異常を招くので摂取エネルギー量を制限し，体重のコントロールをはかります。エネルギー以外の栄養素については同年齢，同性の「日本人の食事摂取基準」に準じます。

❷ 2型糖尿病（表2）

同じ年齢，性，身体活動レベルの「日本人の食事摂取基準」の推定エネルギー必要量を基に，肥満度により緩やかに制限し目標エネルギー量とします。栄養素については同年齢，同性の「日本人の食事摂取基準」に準じます。

III. 栄養食事療法の進め方

❶ 1型糖尿病

適正なエネルギー量の摂取と栄養バランスのとれた規則正しい食事が基本になりますが，1型糖尿病では，低血糖対策，Sick-day 対策が大切です。

1．低血糖対策

　❶ 対処

低血糖の症状を呈したら自己血糖測定を行い，血糖値の確認を行います。

表2　小児2型糖尿病の食事管理

1. 各年齢の「日本人の食事摂取基準」（厚生労働省）における，身体活動レベルⅡ（ふつう）のエネルギー量を健常児の摂取基準とする。
2. 原則として中等度以上の肥満を認める場合には，摂取エネルギーを同年齢の摂取基準の90％程度に制限し，軽度肥満〜非肥満では95％を目安として治療を開始する。
3. 三大栄養素の配分比は炭水化物53〜57％，たんぱく質15〜17％，脂質30％を基本とする。
4. カルシウム，鉄，食物繊維を十分に与える。
5. 1日の摂取エネルギーの5〜10％を消費するような運動メニューを作成する。
6. 上記の食事を遵守していても血糖コントロールが悪化する場合には，薬物療法を導入する。

自分で対処できる軽度〜中等度の低血糖では，次の食事までの時間が短い場合は，ブドウ糖（粉末，タブレット）か砂糖5〜15ｇあるいは同程度の吸収されやすい糖質を含んだ食品（ジュースなど）を摂取します。次の食事までの時間が長い場合や運動など継続しなければならない場合は，吸収速度が遅い炭水化物を含んだ食品（ビスケットなど）を1〜2単位程度摂取します。意識がなく自分で対処できない重症の低血糖では，昏睡状態でなければ砂糖などを口腔内に塗布しますが，昏睡や痙れんを起こしている場合は，ブドウ糖（0.2〜0.5 g/kg）を静注しなければならないので医療機関に搬送し，意識が回復したら経口で糖質を補給します。

2 予防

間食・夜食：幼児期から小学校低学年では，インスリンは1日2回注射します。この場合，1日のエネルギー量を朝・昼・夕の3食に間食や夜食を加えエネルギーを配分し，食事回数を多くすることで低血糖を予防します。この場合の間食や夜食は一般的なおやつとは異なり食事として扱われ，低血糖を起こしやすい時間帯，すなわち間食は食間に，夜食は就寝前に摂取します。

小学校高学年以降では，インスリン注射は頻回注射法が行われます（p.82の図1参照）。この方法は最も生理的といわれ，毎食前に速効型，または超速効型のインスリンを，就寝前には中間型のインスリンを注射するので間食や夜食の必要性は少なくなっています。ただし，超速効型インスリンは，注射後10〜20分で作用が発現するため，注射してから食事までの時間があかないよう食事を配膳してから注射するなどの配慮が必要です。

補食：スポーツなどで通常より活動量が増し，エネルギー消費量が多くなると低血糖を起こします。低血糖予防のため1日に必要なエネルギー量以外で摂取する食事を補食といいます。運動前の血糖値，次の食事までの時間，インスリンの作用とのタイミングによって補食の量は変わりますが，炭水化物を多く含む0.5〜2.0単位の補食を運動前と運動中30〜60分ごとに摂取

します。登山など長時間運動を行った場合，運動中には低血糖は起こりませんが，筋肉や肝臓でのグリコーゲンの合成や補充が長時間続くため，夜間に低血糖を起こします。就寝前の血糖値が低ければ補食をしますが，その量は，日中の運動量，夕食の内容，夕食から就寝までの時間などによって決めます。

2．Sick-day 対策

発熱や下痢，嘔吐を伴う感染症の場合，水分損失が多くなるため十分な水分を補給します。高血糖であればエネルギーのないものを，低血糖であればブドウ糖やショ糖を含んだジュースやスポーツ飲料を用います。インスリン療法は継続するので食欲のない時でも糖質だけは摂取します。おかゆ，うどん，おにぎりなどでの摂取の工夫が必要です。

● カーボカウンティング

毎食前に注射する超速効型インスリンの量は，食事による血糖上昇を低下させる食事のためのインスリンと食前の血糖値を食後3～4時間で目標血糖値に低下させる高血糖補正のためのインスリンの合計量です。カーボカウンティングでは，食事のためのインスリン量を食事中の炭水化物の量から決めます。日本では炭水化物10 gを1カーボとし，1カーボに必要なインスリン量をインスリン・カーボ比といい，50ルール，すなわち1日に必要な総インスリン量を50で割って求めます。一方，超速効型インスリン1単位が食後3～4時間で低下する血糖値をインスリン効果値といい，1800ルール，すなわち1800÷1日に必要な総インスリン量で求めます。例えばインスリン・カーボ比1.0，食事中の炭水化物90 gの場合，食事のためのインスリン量は9×1.0＝9単位，インスリン効果値50 mg/dl，食前の血糖値300 mg/dl，目標血糖値100 mg/dlの場合，高血糖補正のためのインスリン量は，300－100＝200，200÷50＝4単位となります。食前に9＋4＝13単位のインスリンを注射して食事をします。しかし，脂肪やたんぱく質の多い食事では食後3～5時間と遅れて血糖が上昇するのでカーボカウンティングの適応は難しくなります。

Ⅳ．食事計画の立て方

小児糖尿病では適正なエネルギーをバランスよく食べることが大切であり，食べていけない食品はありません。糖尿病のための食品交換表を利用することでバランスよく食べることもできますが，1食の中で主食（ごはん，パン，めん），主菜（肉，魚，豆・大豆製品，卵などの料理），副菜（野菜，いもなどの料理）をそろえ栄養バランスを整えます。さらに成長期なのでカルシウム源として乳・乳製品，たんぱく質はアミノ酸価の高い良質のたんぱく質を選択します。砂糖は1日10～20 g（0.5～1.0単位）にします。

Ⅴ．栄養教育

❶ 1型糖尿病

低学年の子どもに対しては，栄養素の機能やどんな食品にどんな栄養素が

多く含まれているかなどを指導することによって偏食の予防を促します。保護者に対しては，1型糖尿病は食事制限がないこと，2型糖尿病の栄養食事療法とは異なることを認識するように指導します。

高学年の子どもに対しては，食事と血糖の関係を指導します。特に思春期女子では太ることを気にして食事量を減らす傾向にあります。穀物の摂取量を極端に減らし，低血糖を起こしては補食で血糖を上昇させるといった対応は血糖コントロール良好とはいえません。安定した血糖コントロールのためには穀物の重要性を指導する必要性があります。小児糖尿病サマーキャンプに参加して学ぶのもよいでしょう。

❷ 2型糖尿病

肥満型の場合，清涼飲料水の過飲，おやつや揚げ物の過食，野菜嫌い，夕食時間が遅い，朝食の欠食など不適切な食習慣が発症の原因となっています。食習慣の乱れは子どものみならず，家族全体の問題でもあり，食習慣の改善は家族全員で取り組むよう指導します（表3）。まずは，1日3食をしっかり食べることを習慣づけていきます。小児期は，精神的に不安定になる時期でもあるので子どもだけ特別なメニューにすると疎外感を持ち，栄養食事療法をスムーズに進めることが困難になります。栄養食事療法を長期継続させることが血糖コントロールには欠かせません。そのためには，調理担当者に対し家族のメニューを子ども用に展開する調理の工夫を指導します。

1型も2型も学校給食は，基本的にはほかの児童と同じ給食を食べてかまいません。

外食は，油脂を使った料理が多く，高エネルギーであること，食塩が多いこと，野菜は少なく食物繊維やビタミンが不足することなどを理解させたうえで，外食でバランス良く食べるための料理選択のスキルも必要です。小学校低学年までの食事管理は家族によって行われますが，小学校高学年以降は，自己管理能力を身に付けさせるような指導が望まれます。

表3　小児の2型糖尿病の栄養食事療法を継続させるための留意点

1	食事摂取量，食事時間，食事の速度について ●欠食をしているか　●過食，大食があるか　●夜食の習慣があるか ●食事時間が不規則か　●食事の速度は？（早食いか） ●食事のとり方は？（だらだら食い，ながら食い）
2	食事内容について ●三大栄養素のバランスはよいか　●味付けは濃くないか　●夜食の習慣があるか ●インスタント食品が多いか　●偏食があるか ●外食が多いか（コンビニフード・ファストフード）
3	間食について ●間食が多いか（糖分の多い甘い食品，スナック菓子） ●糖分を含む清涼飲料水をよく飲むか ●おやつの買い置きがあるか

食事計画 ｜ 献立例 1　　　　2,100 kcal

活力ある1日はしっかり朝食を食べることから

朝

献立	1人分材料・分量（目安量）	作り方
トースト 主食	食パン 120 g ジャム 20 g	
スペイン風 オムレツ 主菜	卵 50 g じゃがいも 40 g たまねぎ 20 g トマト 30 g ピーマン 5 g ロースハム 20 g 塩 0.6 g こしょう（少々） 油 7 g	① じゃがいもは1cm角に切りゆでる。たまねぎ、ピーマン、ハムは1cm角に切る。トマトは湯むきしザク切りにする。 ② フライパンに油4gを熱し、たまねぎとハムを炒め、しんなりしてきたらじゃがいもと残りの野菜を炒め、半量の塩とこしょうで調味し、冷ましておく。 ③ 卵を割りほぐし、残りの塩とこしょうで調味し、②を入れて混ぜる。 ④ フライパンに油3gを熱し、やや強火にして③を流し入れ、箸で手早く混ぜ、半熟状になったらオーブンに入れて、表面に火が通る程度に焼く。 ⑤ ④を切り分けて器に盛る。
アスパラガス のサラダ 副菜	アスパラガス 60 g プレーンヨーグルト 5 g マヨネーズ 5 g レタス 15 g	① アスパラガスは皮がかたい時はむき、根元のかたい所を切り、鍋に入る長さに切る。塩少々（分量外）を入れた熱湯に根元の方から入れ、1～2分して穂先を加えてゆで、水にとって冷まし、水気をきり食べやすい長さに切る。 ② レタスを敷いた器に①を盛る。 ③ ヨーグルトとマヨネーズを混ぜ合わせ、②にかける。
フルーツ ヨーグルト デザート	りんご 30 g バナナ 30 g プレーンヨーグルト 100 g	① 果物は皮をむき、同じ位の大きさに乱切りにする。 ② ①をヨーグルトで和える。

昼

献立	1人分材料・分量（目安量）	作り方
ハンバーガー 主食	ロールパン 60 g 牛ひき肉 60 g たまねぎ 17 g パン粉 3 g 牛乳 5 g 卵 3 g 塩 0.6 g こしょう、ナツメグ（各少々） 油 4 g ウスターソース 2.5 g ケチャップ 6 g マスタード 3 g レタス 10 g	① たまねぎ2gは薄切りにし、水にさらしておく。 ② たまねぎ15gはみじん切りにして油1gで炒めて冷ます。 ③ パン粉に牛乳を入れて混ぜる。 ④ ボウルにひき肉、卵、塩、こしょう、ナツメグ、②③を入れてよく混ぜ合わせ、パンの大きさに合わせて薄めの楕円に形づくる。 ⑤ フライパンに油3gを熱し、④を入れ、はじめは強火で30秒、火を弱めて2～3分焼く。裏返して同様に焼く。 ⑥ パンは横に切り込みを入れて軽く焼き、マスタードを塗り、レタス、ソースとケチャップをかけたハンバーグ、薄切りのさらしたまねぎをはさむ。
野菜スープ 汁	たまねぎ 15 g にんじん 10 g キャベツ 20 g セロリー 5 g さやえんどう 5 g バター 3 g　洋風だし 150 g 塩 0.5 g　こしょう（少々）	① たまねぎは薄く切る。 ② にんじん、キャベツ、セロリーはせん切りにする。 ③ さやえんどうは筋を取り、ゆでて斜めに細く切る。 ④ 鍋にバターを溶かし、①を炒める。しんなりとしたら②を入れて炒め、洋風だしで煮る。煮立ったら火を弱め、軟らかくなるまで25～30分煮込み、塩、こしょうで調味し、③を加える。
キウイ デザート	キウイ 75 g	

献立	1人分材料・分量（目安量）	作り方
夕 ごはん（主食）	ごはん 200 g	
えのきの清し汁（汁）	えのきたけ 10 g 生わかめ 10 g だし汁 150 g 塩 0.6 g しょうゆ 1 g	① わかめは洗って，2 cm位の長さに切る。えのきたけは下方を切り，半分に切る。 ② 鍋にだしと①を入れて煮る。塩としょうゆで調味する。
ぶりの照り焼き（主菜）	ぶり 70 g 　しょうゆ 7 g 　みりん 7 g かぶ 20 g 　塩 0.2 g 　砂糖 1 g 　酢 2 g 　だし汁 2 g 赤とうがらし（少々）	① しょうゆとみりんを合わせ，ぶりを漬けて30分位おいた後，汁気をきって焼く。 ② ①の漬け汁を煮立て，とろみがついたら①のぶりに，はけで塗り，照りをつける。 ③ かぶは下側1/4を残して縦横に細かい切り込みを入れる。赤とうがらしの小口切りと塩，砂糖，酢，だし汁を合わせ，かぶを入れて30分以上漬ける。 ④ 器に②を盛り，③を添える。
こんにゃくの白和え（副菜）	木綿豆腐 60 g こんにゃく 25 g にんじん 20 g さやえんどう 5 g ごま 3 g 砂糖 2 g 塩 0.9 g だし汁 45 g しょうゆ（少々） みりん 1.5 g	① 豆腐は粗くほぐして熱湯に入れ，2〜3分ゆでて布巾を敷いたざるにとり，水気をきり，冷めたら最初の重量の60％位になるまで水気をしぼる。 ② こんにゃくは熱湯に通し，5 mm角の棒状に切る。にんじんも同じ大きさに切る。だし汁 40 g，しょうゆ，塩 0.4 g，みりんで軟らかくなるまで煮て，汁気をきる。 ③ さやえんどうは筋を取り，ゆでて斜めに細く切る。 ④ すり鉢でいったごまをなめらかになるまですり，①と砂糖，塩 0.5 g，だし汁 5 gを加えてよくすり，②と③を和える。

献立	1人分材料・分量（目安量）	作り方
間食 スイートポテト	さつまいも 70 g 砂糖 14 g 塩 0.1 g 牛乳 20 g バター 3 g 卵黄 3 g バニラエッセンス（少々）	① さつまいもは皮を厚めにむき，適当な大きさに切り，水に入れてあくを取り，水気をきり，軟らかく蒸した後熱いうちに裏ごす。 ② 鍋に砂糖，塩，牛乳，バターを入れて温め，①を入れて練る。卵黄，バニラエッセンスも加えて混ぜ合わせた後，しぼり出し袋に入れ，ホイル型に絞り出し，卵黄を溶いてはけで塗る。 ③ 200℃の天火に入れ，きれいな焼き色がつくまで8〜10分焼く。
ミルクティー	紅茶 100 g 牛乳 60 g	

1日の栄養量 （Cho＝コレステロール）

	E(kcal)	P(g)	F(g)	Cho(mg)	食物繊維(g)	食塩(g)
朝	737	27.7	27.5	234	6.3	3.0
昼	490	22.3	22.1	60	4.8	3.2
夕	637	26.6	17.2	50	3.5	3.3
間食	235	4.1	6.6	58	1.6	0.2
計	2,099	80.8	73.4	402	16.1	9.8

P：F：C　P 15.4　F 31.5　C 53.2　％

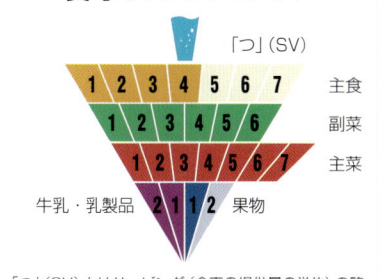

食事バランスガイド

「つ」(SV)とはサービング（食事の提供量の単位）の略

食事計画 | 献立例 1　　2,100 kcal

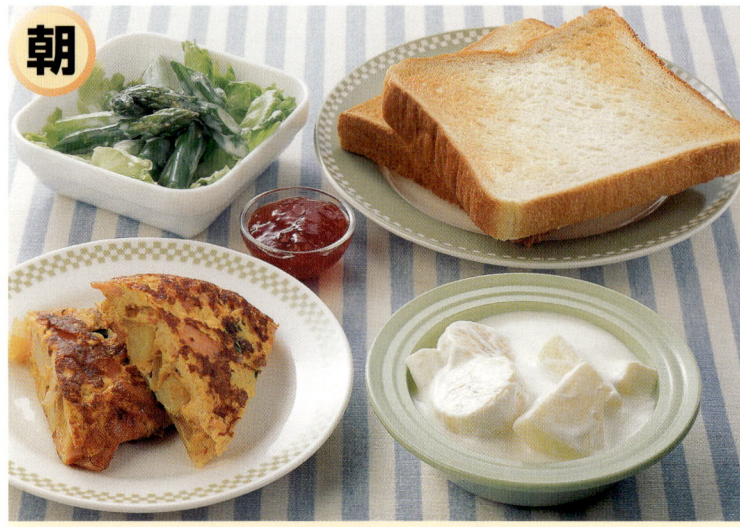

朝

●ボリュームたっぷりのオムレツで満足感を

主食	トースト
	variation チーズトーストとジャムトースト　*p.101*
主菜	スペイン風オムレツ
	variation 目玉焼きの野菜付け合わせ　*p.103*
副菜	アスパラガスのサラダ
	variation ポテトサラダ　*p.106*
デザート	フルーツヨーグルト

	E (kcal)	P (g)	F (g)	Cho (mg)	繊維 (g)	食塩 (g)
トースト	356	11.3	5.3	0	3.0	1.6
スペイン風オムレツ	224	10.5	15.0	218	1.3	1.3
アスパラガスのサラダ	53	1.9	4.1	4	1.2	0.1
フルーツヨーグルト	104	4.0	3.1	12	0.8	0.1

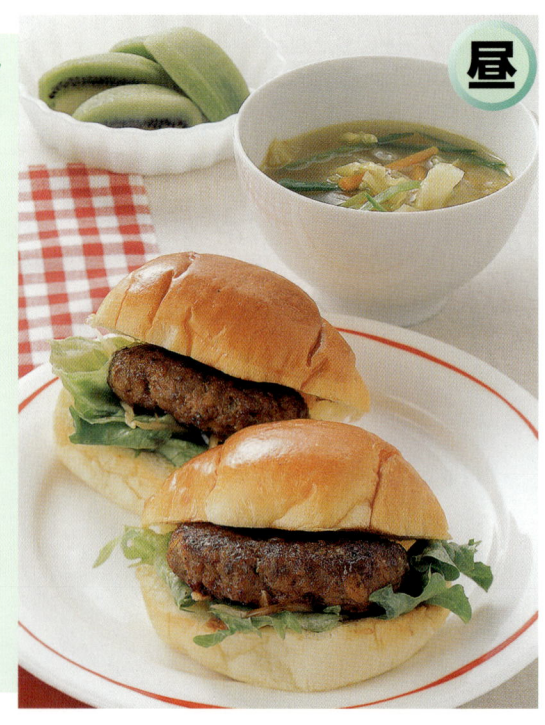

昼

●ハンバーガーも組合わせ次第でバランスアップ

主食	ハンバーガー
	variation 五目焼きそば　*p.100*
汁	野菜スープ
	variation レタススープ　*p.102*
デザート	キウイ

	E (kcal)	P (g)	F (g)	Cho (mg)	繊維 (g)	食塩 (g)
ハンバーガー	403	18.9	19.5	54	1.8	1.9
野菜スープ	48	2.6	2.5	6	1.1	1.3
キウイ	40	0.8	0.1	0	1.9	0.0

小児糖尿病

● 和食の味にも子どものころから慣れましょう

主食	ごはん
汁	えのきの清し汁 *variation* 具だくさんみそ汁　*p.102*
主菜	ぶりの照り焼き *variation* さばの竜田揚げ　*p.104*
副菜	こんにゃくの白和え *variation* もやしの梅肉和え　*p.105*

	E (kcal)	P (g)	F (g)	Cho (mg)	繊維 (g)	食塩 (g)
ごはん	336	5.0	0.6	0	0.6	0.0
えのきの清し汁	7	1.0	0.1	0	0.7	1.0
ぶりの照り焼き	210	15.7	12.3	50	0.3	1.3
こんにゃくの白和え	84	5.0	4.2	0	1.9	1.0

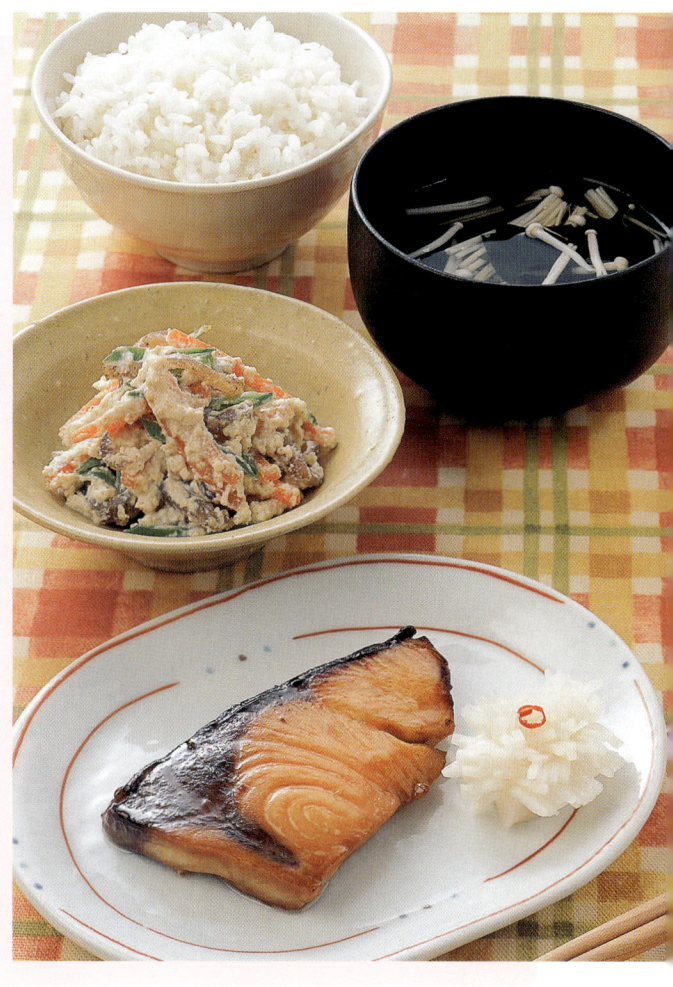

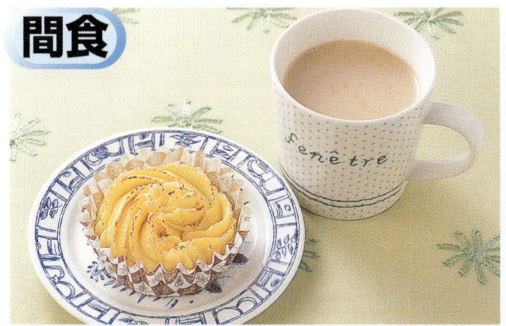

● 単純糖質に偏らないよう，いも類を間食で

| 間食 | スイートポテト
ミルクティー
variation かぼちゃの茶巾絞り　*p.107* |

	E (kcal)	P (g)	F (g)	Cho (mg)	繊維 (g)	食塩 (g)
スイートポテト	194	2.0	4.3	51	1.6	0.2
ミルクティー	41	2.1	2.3	7	0.0	0.1

食事計画 ｜ 献立例 2　　　2,300 kcal

昼食のお弁当は手作りで

朝

献立	1人分材料・分量（目安量）	作り方
ごはん *主食*	ごはん 200 g	
さといもの みそ汁 *汁*	さといも 20 g 長ねぎ 10 g だし汁 150 g みそ 10 g	① さといもは乱切りにし，水につけてあくをとり，水気をきる。 ② ねぎは小口切りにする。 ③ だしで①を軟らかく煮，みそをだしで溶いて②を加え火を止める。
鶏ひき肉と 野菜の いり豆腐 *主菜*	木綿豆腐 100 g 鶏ひき肉 10 g にんじん 10 g 乾しいたけ 1 g 長ねぎ 10 g さやえんどう 10 g 卵 15 g 油 4 g だし汁 20 g　　砂糖 3 g 塩 0.8 g　　しょうゆ 1.5 g	① 豆腐はくずして熱湯に入れ，布巾を敷いたざるにあけ水気をきる。 ② にんじんは 3 cm のせん切り，乾しいたけは戻して細切り，ねぎは 3 cm 長さに切り，縦に細く切る。さやえんどうは筋を取り，ゆでて斜めせん切りにする。 ③ 鍋に油を熱し，さやえんどうを除いた②を炒め，しんなりしたらひき肉を入れる。火が通ったら①を入れてほぐすように炒める。だし汁，砂糖，塩，しょうゆを加え，汁気がほとんどなくなるまでいり煮する。 ④ 溶いた卵を③に入れ，さやえんどうも加えて混ぜ合わせる。卵に火が通ったら火を止める。
きゅうりと トマトの 二杯酢 *副菜*	きゅうり 40 g 　塩 0.4 g トマト 15 g しらす干し 3 g しょうが 1 g 酢 5 g　　だし汁 5 g	① きゅうりは薄い小口切りにし，塩 0.4 g を全体にまぶし，10分位置いた後，水気をしぼる。 ② トマトは皮をむき 2 cm 角位に切る。しらす干しはざるに入れて，熱湯を回しかける。しょうがはせん切りにする。 ③ 酢とだし汁を合わせ，二杯酢を作る。 ④ ③で①と②を和える。

昼

献立	1人分材料・分量（目安量）	作り方
ごはん *主食*	ごはん 200 g	
あじのチーズ はさみフライ *主菜*	あじ 70 g　　小麦粉 5 g 　塩 0.5 g　　卵 10 g 　こしょう　　パン粉 10 g 　（少々）　　油 15 g チーズ 10 g　サラダな 5 g 青じそ 1 g　ミニトマト 20 g	① あじは三枚におろし，塩とこしょうを振る。 ② ①にチーズ，青じそを挟む。 ③ ②に小麦粉，卵，パン粉をつけ，170℃の油できれいなきつね色になるまで揚げる。 ④ 洗ったサラダなとミニトマトを添える。
きんぴら ごぼう *副菜*	ごぼう 50 g　　砂糖 3 g にんじん 10 g　しょうゆ 7 g 赤とうがらし　　酒 5 g 　（少々）　　だし汁 5 g 油 3 g	① ごぼうは皮をこそげ，5 cm 長さに切ってせん切りにし，水につけてあくを除いた後，水気をよくきる。にんじんは 5 cm 長さのせん切りにする。赤とうがらしは小口切りにする。 ② 鍋に油を熱し，赤とうがらしとごぼうを炒める。しんなりしてきたらにんじんを加えて炒め，砂糖，しょうゆ，酒，だし汁を加えて調味し，汁気がなくなるまで炒め煮にする。
カリフラワー ピクルス *副菜*	カリフラワー 40 g 酢 5 g　　白ワイン 5 g 塩 0.5 g　　カレー粉 0.5 g	① カリフラワーはさっと湯通しする。 ② 鍋に酢，白ワイン，塩，カレー粉を煮立たせ，熱いうちに①を漬け込む。
かき *デザート*	かき 75 g	

小児糖尿病

小児糖尿病

献立	1人分材料・分量（目安量）	作り方
夕 ビビンバ（主食）	ごはん 200g 牛肉（もも）60g 長ねぎ 8g にんにく 3g ほうれんそう 30g 大豆もやし 50g だいこん 40g にんじん 10g ぜんまい 40g 卵 10g ごま油 5g 砂糖 2.5g しょうゆ 17g こしょう（少々） ごま 3.5g 塩 0.8g 酢 2g コチュジャン（少々） だし汁 30g	①牛肉は細切り、ねぎとにんにくはみじん切りにし、ごま油2g、砂糖1g、しょうゆ8g、こしょう少々とともに鍋で炒め、ごま1.5gも加える。 ②ほうれんそうはゆでて3cmに切り、しょうゆ2g、みじん切りしたねぎ1g、ごま1gと和える。 ③大豆もやしはゆでて、しょうゆ4g、みじん切りしたねぎ1g、ごま油1gで和える。 ④だいこんとにんじんはせん切りにし、塩0.5gを振り、しんなりしたら水気をしぼる。ねぎ1gはみじん切りにし、砂糖1g、酢2g、塩0.3g、ごま油1g、コチュジャン少々と和える。 ⑤ぜんまいは3cm長さに切り、ねぎ2gのみじん切り、だし汁30gと砂糖0.5g、しょうゆ3g、ごま1g、ごま油1gで汁気がなくなるまで煮る。 ⑥卵は錦糸たまごにする。 ⑦器にごはんを盛り、①～⑥を彩りよくのせる。
わかめスープ（汁）	生わかめ 20g 長ねぎ 10g 糸みつば 2.5g 中華だし 150g しょうゆ 1g 酒 2.5g ごま 1g	①わかめは洗って、2cm角位に切る。 ②ねぎは4cm長さの白髪ねぎにする。 ③糸みつばは3cm長さに切る。 ④中華だし、しょうゆ、酒を煮立て、①と③を加えてひと煮立ちさせる。 ⑤④を器に盛り、②とごまを散らす。
さつまいものミルク煮（副菜）	さつまいも 70g 牛乳 60g 砂糖 3g バター 3g	①さつまいもは1.5cmの角切りにし、水につけてあくを抜き、水気をきる。熱湯で2分位ゆで、ざるにあける。 ②鍋に①と牛乳、砂糖を入れて火にかけ、煮立ったら火を弱め、軟らかくなるまで煮て、最後にバターを落とす。

献立	1人分材料・分量（目安量）	作り方
間食 バナナミルク	バナナ 50g 牛乳 120g 砂糖 5g	①ミキサーで皮をむいたバナナ、牛乳、砂糖を混ぜ合わせる。

1日の栄養量 （Cho＝コレステロール）

	E(kcal)	P(g)	F(g)	Cho(mg)	食物繊維(g)	食塩(g)
朝	559	19.6	12.0	78	4.0	3.0
昼	819	28.3	25.8	104	7.2	2.7
夕	791	28.9	21.6	97	8.2	4.1
間食	143	4.5	4.7	14	0.6	0.1
計	2,312	81.3	64.0	293	20.0	9.9

P：F：C　P 14.1　F 24.9　C 61.0 ％

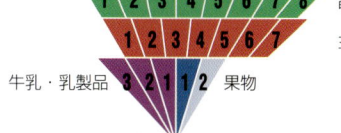

食事バランスガイド

「つ」(SV)とはサービング（食事の提供量の単位）の略

食事計画献立例2

食事計画 │ 献立例 2 │　　　2,300 kcal

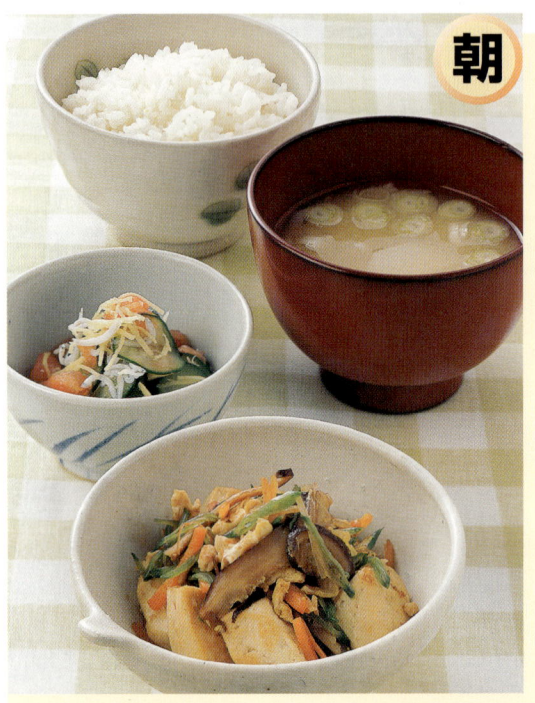

朝

●穀物をしっかりとって脳にエネルギーを

主食	ごはん
汁	さといものみそ汁 variation　じゃがいものみそ汁　*p.102*
主菜	鶏ひき肉と野菜のいり豆腐 variation がんもどきとほうれんそうの煮物　*p.104*
副菜	きゅうりとトマトの二杯酢 variation　サワー漬　*p.105*

	E (kcal)	P (g)	F (g)	Cho (mg)	繊維 (g)	食塩 (g)
ごはん	336	5.0	0.6	0	0.6	0.0
さといものみそ汁	37	2.1	0.6	0	1.2	1.4
鶏ひき肉と野菜のいり豆腐	173	11.3	10.7	71	1.6	1.1
きゅうりとトマトの二杯酢	13	1.2	0.1	7	0.6	0.5

昼

●常備菜を利用すれば手作り弁当も簡単です

主食	ごはん
主菜	あじのチーズはさみフライ variation さやいんげんの三色丼（主食と併せて）　*p.101*
副菜	きんぴらごぼう variation 具だくさんみそ汁（副菜の代わりとして）　*p.102*
副菜	カリフラワーピクルス
デザート	かき

	E (kcal)	P (g)	F (g)	Cho (mg)	繊維 (g)	食塩 (g)
ごはん	336	5.0	0.6	0	0.6	0.0
あじのチーズはさみフライ	334	20.2	21.9	104	1.0	1.1
きんぴらごぼう	86	1.5	3.1	0	3.1	1.0
カリフラワーピクルス	18	1.3	0.1	0	1.3	0.5
かき	45	0.3	0.2	0	1.2	0.0

| 小児糖尿病 |

夕

●主食のピリ辛には，副菜のさつまいもの甘味で味のバランスを

主食 ビビンバ
variation
ごはんとさんまの香り揚げ漬 *p.103*
（主食と主菜）

汁 わかめスープ
variation
青菜と切干しだいこんのナムル *p.106*
（汁の代わりとして）

副菜 さつまいものミルク煮
variation さといものヨーグルトサラダ
p.106

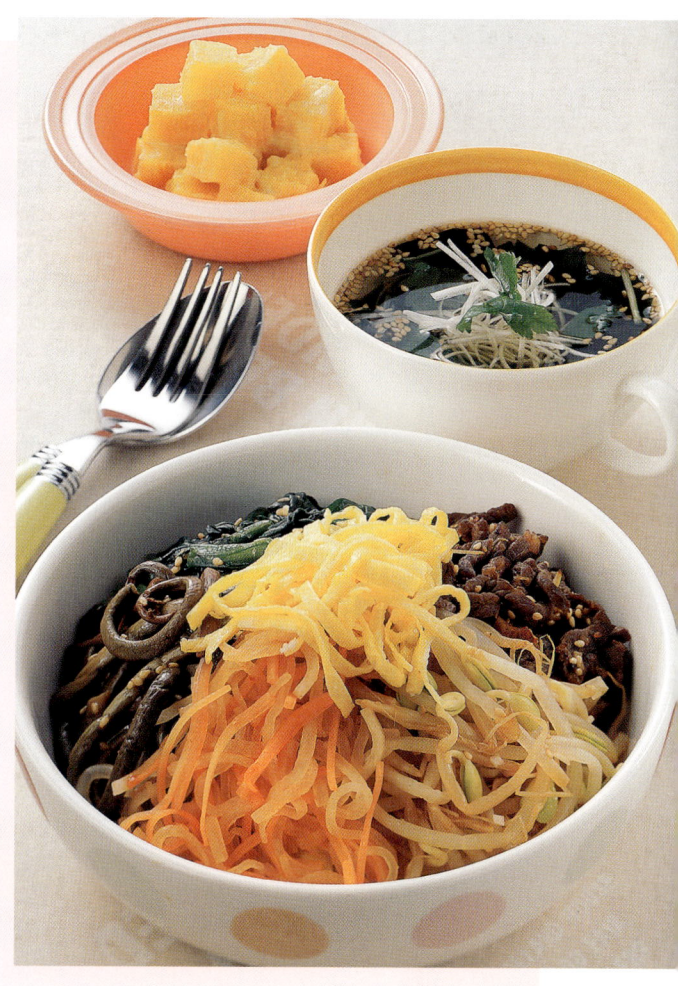

	E (kcal)	P (g)	F (g)	Cho (mg)	繊維 (g)	食塩 (g)
ビビンバ	606	24.2	16.1	83	5.6	3.4
わかめスープ	19	1.9	0.6	0	1.0	0.6
さつまいものミルク煮	166	2.8	4.9	14	1.6	0.1

間食

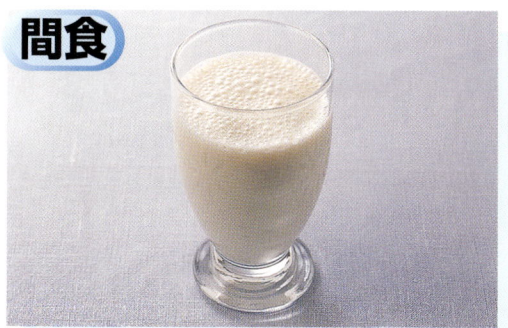

●血糖値の上昇抑制には乳製品を

間食 バナナミルク

	E (kcal)	P (g)	F (g)	Cho (mg)	繊維 (g)	食塩 (g)
バナナミルク	143	4.5	4.7	14	0.6	0.1

食事計画献立例2

食事計画 ｜ 献立例 3　　　2,300 kcal

休日の昼は家族や友達と楽しく会食を

朝

献立	1人分材料・分量（目安量）	作り方
フレンチトースト 主食	食パン 90 g 卵 25 g 牛乳 90 g 砂糖 10 g バニラエッセンス（少々） 油 3 g バター 3 g	① 卵は割りほぐし，牛乳，砂糖，バニラエッセンスを加えて混ぜる。 ② 食パンは半分に切り，①に入れて両面にたっぷり液を含ませる。 ③ フライパンに油，バターを引き，中火にして②を入れ，両面を色よく焼く。
じゃがいものニース風 副菜	じゃがいも 80 g たまねぎ 40 g トマト 30 g バター 7 g 固形コンソメ 0.5 g 水 80 g 塩 0.5 g こしょう（少々） パセリ 0.5 g	① じゃがいもは 4～5 mm の厚さの半月か輪切りにして洗い，水気をきる。たまねぎは薄く切る。 ② トマトは湯むきし種を除き，大豆大に切る。 ③ 鍋にバターを少量塗り，①と②を各 1/3 量ずつ重ね，バターの 1/3 量を入れる。残りを同様にして 3 段に重ねる。 ④ ③に塩，こしょうを振り，固形コンソメと水を入れ，紙ぶたをして火にかける。煮立ったら火を弱め，軟らかくなるまで 20 分位煮る。 ⑤ 重ねたまま器に盛り，刻んだパセリを散らす。
カフェオレ 飲み物	コーヒー 100 g 牛乳 60 g	
グレープフルーツ デザート	グレープフルーツ 100 g	

昼

献立	1人分材料・分量（目安量）	作り方
スパゲッティミートソース 主食	スパゲッティ 80 g，バター 6 g 牛ひき肉 60 g，ベーコン 5 g たまねぎ 40 g，にんにく 3 g にんじん 15 g，セロリー 10 g マッシュルーム 10 g 油 6 g，小麦粉 2 g トマトピューレ 40 g 白ワイン 10 g，砂糖 1 g 固形コンソメ 0.5 g 水 120 g，塩 1 g，こしょう（少々） パルメザンチーズ 1 g パセリ 0.5 g	① たまねぎ，にんにくはみじん切りにする。 ② にんじん，セロリー，マッシュルームはみじん切りにする。 ③ 鍋に油を熱し，①をよく炒め，ベーコンのみじん切り，ひき肉を炒める。②も加えて炒め，小麦粉を振り入れて混ぜる。トマトピューレ，白ワイン，砂糖，固形コンソメ，水を加えてよく混ぜ，煮立ったら火を弱め，30～40 分煮込み，塩とこしょうで調味する。 ④ スパゲッティは分量外の塩を加えた沸騰湯に入れ，袋の表示に従ってゆで，ざるにあげて水気をきり，バターをまぶす。 ⑤ 器に④を盛り，③をかけ，粉チーズ，パセリのみじん切りを振る。
きゅうりとセロリーのヨーグルトサラダ 副菜	きゅうり 50 g　　油 4 g セロリー 10 g　　酢 5 g ミニトマト 10 g　塩 0.6 g プレーンヨーグルト 10 g サニーレタス 10 g	① きゅうりは 2 mm 厚さの小口切りにする。セロリーは筋を取り，斜めに薄く切る。ミニトマトはへたを取り，縦半分に切る。 ② ヨーグルト，油，酢，塩をよく混ぜてドレッシングを作る。 ③ 器にサニーレタスを敷き，①を彩りよく混ぜて盛り，②をかける。
りんご デザート	りんご 75 g	

小児糖尿病

小児糖尿病

献立	1人分材料・分量（目安量）	作り方
ごはん（主食）	ごはん 200g	
はんぺんの清し汁（汁）	はんぺん 10g 糸みつば 5g だし汁 150g しょうゆ 1g 塩 0.6g	① だし汁に，はんぺんと糸みつばを入れてさっと煮，調味をする。
さけの南蛮漬（主菜）	さけ 60g 長ねぎ 20g 生しいたけ 10g ピーマン 15g 赤ピーマン 15g 酢 15g 砂糖 3g 塩 0.4g しょうゆ 4g	① さけはグリルで焼く。 ② ねぎは3cm長さに切る。しいたけ，ピーマン，赤ピーマンはせん切りにする。 ③ ②をグリルで焼き色がつくまで火を通す。 ④ 酢，砂糖，塩，しょうゆを鍋に入れ煮立たせ，①と③を漬け込む。
五目豆（副菜）	だいず（乾）20g ごぼう 20g にんじん 20g れんこん 15g こんにゃく 20g 昆布 1g 砂糖 5g しょうゆ 10g だし汁 100g	① だいずは洗って3倍容量の水に漬け，6〜7時間おく。 ② ①を漬け汁ごと鍋に入れて火にかけ，あくが出たらすくう。煮立ったら火を弱め，軟らかくなるまで1時間半〜2時間ゆでる。軟らかくなったら，ざるに上げる。 ③ ごぼう，にんじん，れんこんは1cm角に切り，ごぼう，れんこんは水に漬けてあくを抜く。こんにゃくは熱湯に通して1cm角に切る。昆布は水で戻し1cm角に切る。 ④ ②に，だし汁，③を入れ，4〜5分煮，砂糖の半量を入れ10分位煮る。残りの砂糖，しょうゆはそのあと加え，軟らかくなるまで14〜15分煮る。

献立	1人分材料・分量（目安量）	作り方
パンプディング	卵 40g 牛乳 75g 砂糖 5g 食パン 40g 干しぶどう 5g アンゼリカ 5g レッドチェリー 5g バニラエッセンス（少々）	① パンはトーストして1cm角に切る。干しぶどうはぬるま湯で洗って水気をよくきる。 ② 牛乳に砂糖を加えて温める。 ③ ボウルに卵を割りほぐし，②とバニラエッセンスを加える。 ④ ①とアンゼリカ，レッドチェリーを③に加え，5〜6分おいて染み込ませる。 ⑤ 耐熱皿に④を流し入れ，弱火で20〜25分蒸す。
紅茶	紅茶 150g	

1日の栄養量 （Cho=コレステロール）

	E(kcal)	P(g)	F(g)	Cho(mg)	食物繊維(g)	食塩(g)
朝	641	19.5	23.6	144	4.7	2.3
昼	723	26.3	28.6	58	6.7	2.2
夕	610	30.0	7.4	33	8.3	3.8
間食	281	12.1	8.9	177	2.2	0.8
計	2,255	87.9	68.5	412	21.9	9.1

P：F：C　P 15.6　F 27.3　C 57.1　%

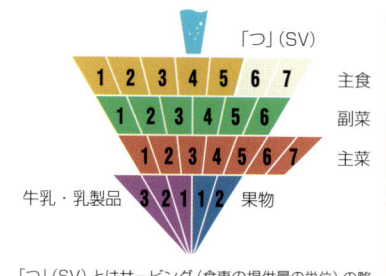

食事バランスガイド

「つ」(SV)とはサービング（食事の提供量の単位）の略

食事計画献立例3

食事計画 献立例 3　　2,300 kcal

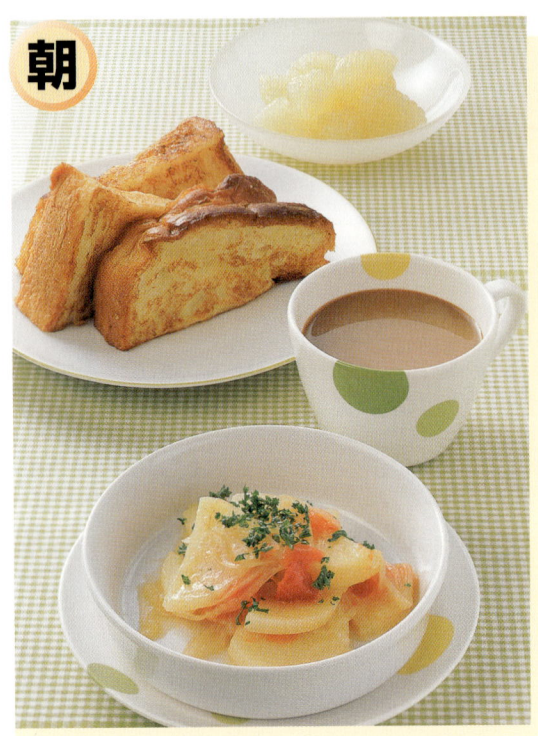

朝

●休日の朝食は少し手間をかけて

- **主食**　フレンチトースト
  - *variation*　ごはん
- **副菜**　じゃがいものニース風
  - *variation*　じゃがいもとあさりのべっこう炒め　*p.104*
- **飲み物**　カフェオレ
  - *variation*　牛乳みそ汁（飲み物の代わりとして）　*p.102*
- **デザート**　グレープフルーツ

	E (kcal)	P (g)	F (g)	Cho (mg)	繊維 (g)	食塩 (g)
フレンチトースト	424	14.4	15.4	122	2.1	1.4
じゃがいものニース風	135	2.0	5.8	15	2.0	0.8
カフェオレ	44	2.2	2.3	7	0.0	0.1
グレープフルーツ	38	0.9	0.1	0	0.6	0.0

昼

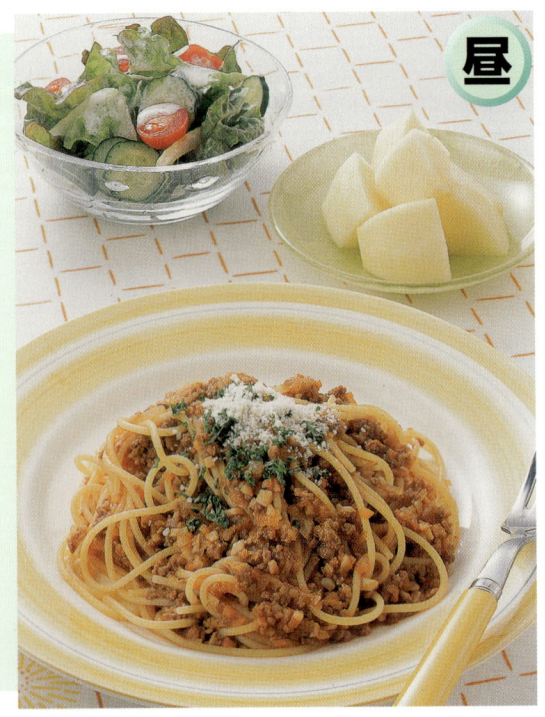

●外食で食べる場合も栄養バランスを考えて選べば怖くない

- **主食**　スパゲッティミートソース
  - *variation*　パエリア　*p.100*
- **副菜**　きゅうりとセロリーのヨーグルトサラダ
  - *variation*　きのこの冷やしサラダ　*p.105*
- **デザート**　りんご

	E (kcal)	P (g)	F (g)	Cho (mg)	繊維 (g)	食塩 (g)
スパゲッティミートソース	625	25.0	24.2	57	4.5	1.6
きゅうりとセロリーのヨーグルトサラダ	57	1.2	4.4	1	1.0	0.6
りんご	41	0.2	0.1	0	1.1	0.0

小児糖尿病

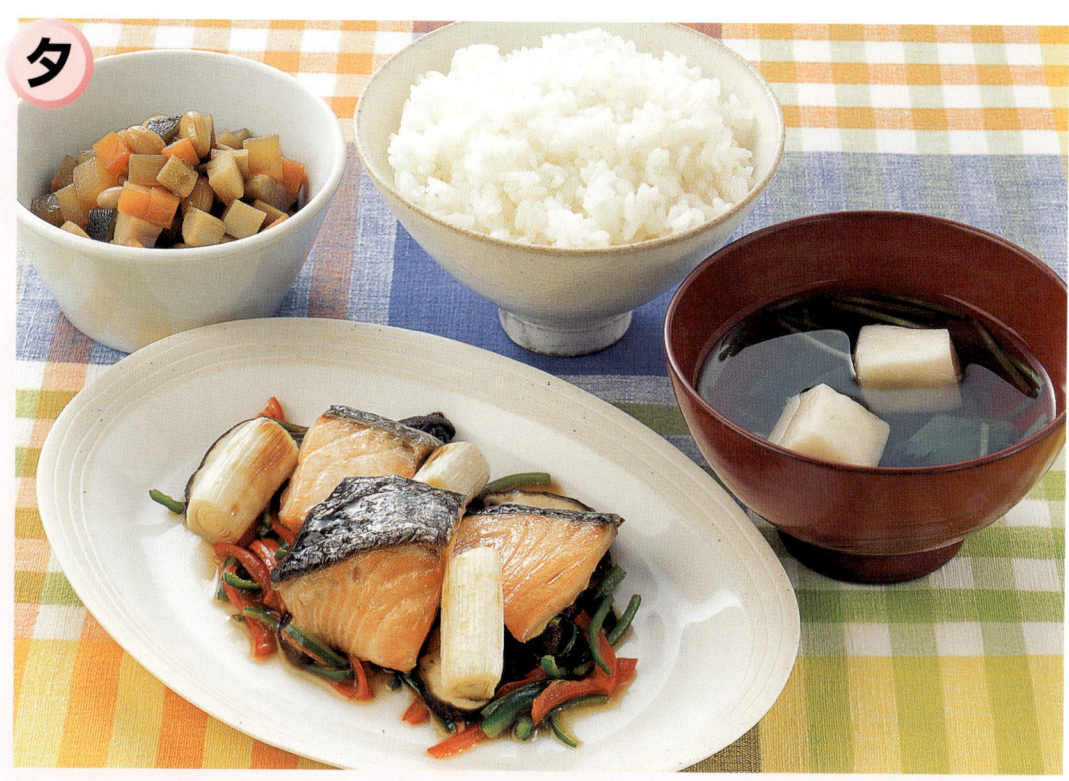

● 野菜たっぷりの夕食で1日の栄養バランスを調整します

主食	ごはん
汁	はんぺんの清し汁 *variation* レタススープ p.102
主菜	さけの南蛮漬 *variation* 家常豆腐 p.103
副菜	五目豆 *variation* もやしの梅肉和え p.105

	E (kcal)	P (g)	F (g)	Cho (mg)	繊維 (g)	食塩 (g)
ごはん	336	5.0	0.6	0	0.6	0.0
はんぺんの清し汁	14	1.6	0.1	2	0.1	1.0
さけの南蛮漬	116	14.5	2.8	31	1.4	1.0
五目豆	144	9.0	3.9	0	6.2	1.7

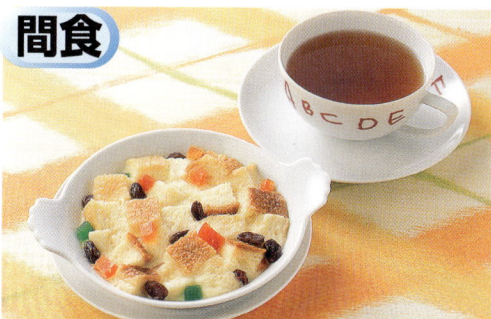

● 1日にとるべき穀物を3食で食べられない場合は間食で補いましょう

| 間食 | パンプディング *variation* お好み焼き p.107
紅茶 |

	E (kcal)	P (g)	F (g)	Cho (mg)	繊維 (g)	食塩 (g)
パンプディング	279	11.9	8.9	177	2.2	0.8
紅茶	2	0.2	0.0	0	0.0	0.0

組合せ料理例

主食

いわしの蒲焼き丼

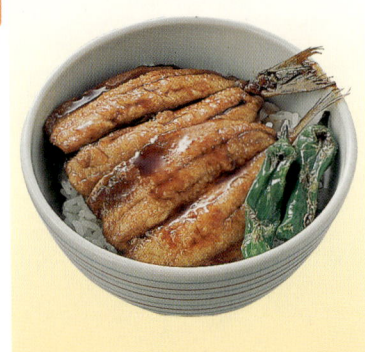

材料・分量（目安量）

ごはん	250 g	みりん	6 g
いわし（三枚おろし）	70 g（2尾）	砂糖	3 g
酒	3 g	粉さんしょう	（少々）
小麦粉	3 g	ししとう	10 g
油	4 g	油	0.5 g
しょうゆ	11 g	塩	0.1 g

作り方

① いわしは酒を振っておく。余分な水気をふきとり、小麦粉をまぶし、熱したフライパンに油を引き両面焼いて火を通し取り出しておく。
② フライパンをきれいにふき、しょうゆとみりん、砂糖を煮立てて①にからめる。
③ ししとうは油で焼いて、塩を振る。
④ ごはんの上に②と③をのせ、粉さんしょうを振る。

● 魚嫌いの子どもには甘辛い味付けで食べやすく調理します。

E (kcal)	P (g)	F (g)	Cho (mg)	繊維 (g)	食塩 (g)
664	21.4	15.1	46	1.2	1.9

パエリア

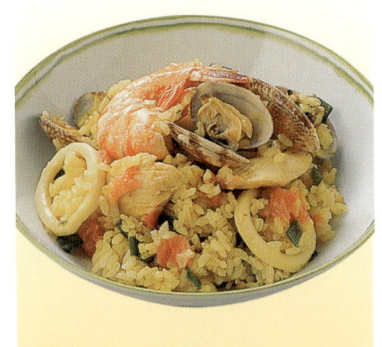

材料・分量（目安量）

米	80 g	塩	1.2 g	えび	15 g	ピーマン	15 g
水	125 g	鶏肉（むね皮なし）	20 g	あさり	10 g	トマト	40 g
固形コンソメ	1 g			白ワイン	5 g	にんにく	1 g
サフラン	（少々）	いか	30 g	たまねぎ	20 g	オリーブ油	13 g

作り方

① 米は洗ってざるにあけて水気をきる。鶏肉はそぎ切り、いかは皮をむいて輪切りにする。えびは背わたをとってゆでる。あさりは洗って白ワインで蒸し煮にする。たまねぎはみじん切り。湯むきしたトマト、ピーマンは1cm角に切る。
② 鍋に油を熱し、にんにくのみじん切りとたまねぎを炒め、しんなりしたら米、鶏肉、いか、ピーマン、トマトの順に加えて炒める。温めた水と固形コンソメ、サフラン、塩を合わせたものを加え、ふたをして沸騰したら中火にして3～4分、弱火にして12～13分炊き、えびとあさりを入れ、火を止めて10分蒸らす。

● 食べるのに時間がかかる殻付きの魚介類で満腹感を。

E (kcal)	P (g)	F (g)	Cho (mg)	繊維 (g)	食塩 (g)
496	19.4	14.6	125	1.5	2.2

五目焼きそば

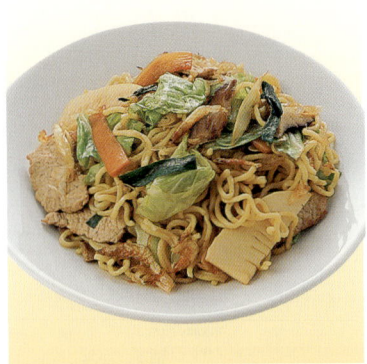

材料・分量（目安量）

蒸し中華めん	80 g	乾しいたけ	1 g
豚肉（ロース）	50 g	長ねぎ	20 g
さくらえび	3 g	にら	10 g
キャベツ	60 g	油	10 g
にんじん	10 g	塩	1 g
ゆでたけのこ	15 g	ウスターソース	10 g

作り方

① 豚肉は一口大に切る。キャベツは芯をそぎ、3cm角に切る。にんじんは短冊切り、ゆでたけのこは縦半分にして薄く切る。乾しいたけも戻して細く切る。
② にらは4cm長さに切る。ねぎは斜めそぎ切りにする。
③ 中華鍋に油半量を熱し、豚肉、さくらえび、野菜の順に炒める。しんなりしてきたら塩で調味し取り出す。
④ 残りの油を熱し、中華めんを炒め、油がまわったら③を鍋に戻し、ウスターソースで調味する。

● たくさんの野菜を加えることでボリュームアップ。

E (kcal)	P (g)	F (g)	Cho (mg)	繊維 (g)	食塩 (g)
414	16.9	19.7	56	4.5	2.5

さやいんげんの三色丼

材料・分量（目安量）

ごはん	250 g	卵 50 g，油	2 g	
鶏ひき肉	50 g	塩	0.4 g	(B)
砂糖	3 g	砂糖	2 g	
しょうゆ	7 g	さやいんげん	15 g	
酒	2 g	(A) だし汁	1.5 g	(C)
しょうが汁	3 g	塩	0.1 g	
		甘酢しょうが	5 g	

作り方

① 鍋にひき肉と（A）を入れ，火にかけ4本の箸で混ぜながら，ひき肉がぽろぽろになり，汁がなくなるまで煮る。
② 卵は割りほぐし，（B）を加えて火にかけ，4本の箸で混ぜながらよく炒める。
③ さやいんげんは筋をとってゆで，斜めに細く切り，（C）で和える。
④ 器にごはんを盛り，①～③を彩りよく盛り，細く切った甘酢しょうがをのせる。

● 良質たんぱく質がたっぷりとれるメニューです。

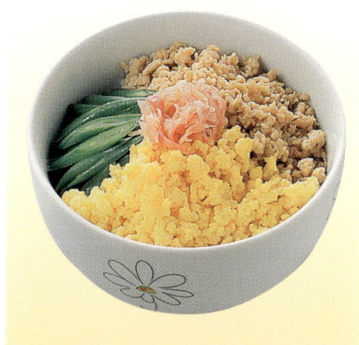

E (kcal)	P (g)	F (g)	Cho (mg)	繊維 (g)	食塩 (g)
630	23.7	12.1	248	1.3	2.0

ジャージャー麺

材料・分量（目安量）

うどん（ゆで）	200 g	油	7 g	かたくり粉	1 g	
ごま油	4 g	赤みそ	10 g	もやし	40 g	
豚ひき肉	70 g	しょうゆ	3 g	きゅうり	20 g	
にんにく	1 g	砂糖	1.5 g (A)	卵	20 g	
赤とうがらし	(少々)	ごま油	1 g	油	1 g	
乾しいたけ	1 g	中華だし	100 g			

作り方

① 鍋に油を熱し，みじん切りにしたにんにくと赤とうがらし，ひき肉，戻してみじん切りにした乾しいたけを炒める。調味料（A）を加え，最後に水溶きかたくり粉でとろみをつける。
② もやしは根をとってゆで，きゅうりはせん切りにしておく。卵は薄焼きにして細く切る。うどんは袋の表示に従ってゆで，水気をきりごま油を振る。
③ 器にうどんをのせ，もやし，きゅうり，①をかけ，卵をのせる。

● 暑い夏こそめん類にいろいろな具材をのせて栄養バランスを。

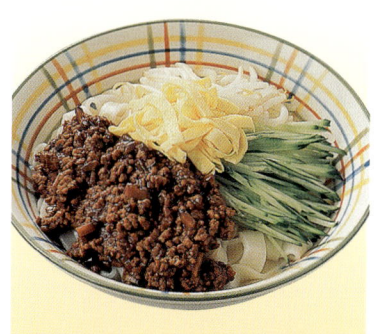

E (kcal)	P (g)	F (g)	Cho (mg)	繊維 (g)	食塩 (g)
559	24.3	27.1	137	3.3	2.6

チーズトーストとジャムトースト

材料・分量（目安量）

食パン	60 g
スライスチーズ	9 g
いちごジャム（低糖）	20 g

作り方

① 食パンにスライスチーズをのせ，オーブントースターで焼き色がつくまで焼く。
② 食パンをトーストし，いちごジャムをのせる。

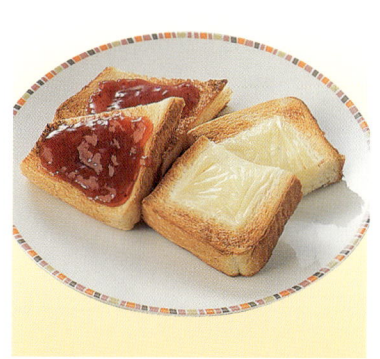

● 血糖を上昇させるジャムには血糖上昇を抑制するチーズと組み合わせて。間食としても利用できます。

E (kcal)	P (g)	F (g)	Cho (mg)	繊維 (g)	食塩 (g)
228	7.7	5.0	7	1.6	1.0

組合せ料理例

汁

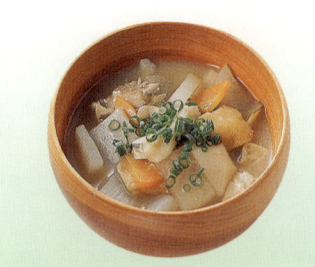

E (kcal)	P (g)	F (g)	Cho (mg)	繊維 (g)	食塩 (g)
66	3.6	2.3	0	2.8	1.0

具だくさんみそ汁

材料・分量（目安量）

だいこん	20 g	油揚げ	5 g	万能ねぎ	5 g
さといも	30 g	こんにゃく	20 g	みそ	7.5 g
にんじん	10 g	まいたけ	20 g	だし汁	90 g

作り方

① だいこん，さといも，にんじんは皮をむいて食べやすい大きさに切る。油揚げは熱湯で油抜きした後，食べやすい大きさに切る。こんにゃく，まいたけも食べやすい大きさに切る。
② だし汁で①を軟らかく煮て，みそを溶く。
③ 器に盛って小口切りにした万能ねぎを散らす。

● この1品で1日に必要な野菜量の1/3弱がとれます。

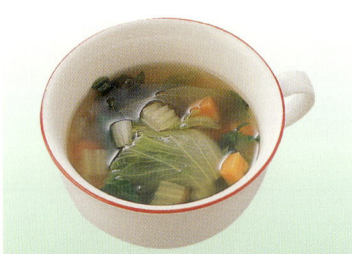

E (kcal)	P (g)	F (g)	Cho (mg)	繊維 (g)	食塩 (g)
9	0.4	0.1	0	0.6	0.6

レタススープ

材料・分量（目安量）

レタス	25 g	固形コンソメ		1 g
セロリー	10 g	こしょう		(少々)
にんじん	5 g	塩		0.2 g
水	110 g			

作り方

① レタスは一口大に，セロリーとにんじんは四角に切る。
② 鍋に水と固形コンソメ，セロリー，にんじんを加えて火にかけ，煮立ったら塩とこしょうで味を調え，レタスを加えすぐに火から下ろして盛り付ける。

● レタス，セロリーはシャキシャキ感を残すよう煮すぎに要注意。

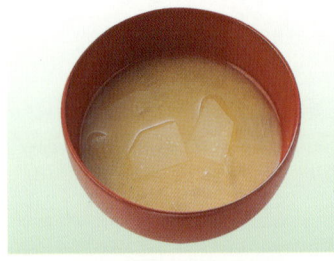

E (kcal)	P (g)	F (g)	Cho (mg)	繊維 (g)	食塩 (g)
64	2.6	0.7	0	1.5	1.4

じゃがいものみそ汁

材料・分量（目安量）

じゃがいも	40 g	だし汁	150 g
たまねぎ	30 g	みそ	10 g

作り方

① じゃがいもとたまねぎは皮をむいて一口大に切る。
② 鍋にだし汁を加え，①を軟らかく煮て，みそを溶く。

● みその風味を損なわないよう加熱しすぎに注意します。

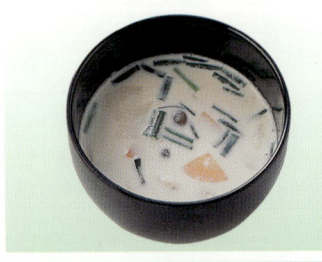

E (kcal)	P (g)	F (g)	Cho (mg)	繊維 (g)	食塩 (g)
113	6.0	5.3	14	1.6	1.4

牛乳みそ汁

材料・分量（目安量）

かぶ	30 g	牛乳	120 g	みそ	10 g
にんじん	10 g	だし汁	50 g	万能ねぎ	2.5 g
しめじ	10 g				

作り方

① かぶは皮をむいて，5～6mm厚さのいちょう切りにする。にんじんは薄いいちょう切りにする。しめじは石づきをとってほぐす。
② だし汁で①を軟らかく煮，みそを溶き入れ，牛乳も加えて温める。
③ 2cm長さに切った万能ねぎを加える。

● 牛乳嫌いの子どももみそ汁に加えると無理なく飲めます。

家常豆腐
（ジャーチャン）

材料・分量（目安量）

豚肉	30 g	ゆでたけのこ	20 g	にんにく	0.5 g
しょうゆ	2 g (A)	にんじん	10 g	油	10 g
みりん	2 g	乾しいたけ	1 g	みそ	9 g
生揚げ	60 g	にら	10 g	しょうゆ	3 g (B)
キャベツ	80 g	しょうが	0.5 g	みりん	6 g

作り方
① 豚肉は一口大に切って（A）で下味を付ける。
② 生揚げは熱湯をかけて油抜きし、縦半分にし、1cm厚さに切る。ゆでたけのこは縦半分にして薄く切る。キャベツは芯をそぎ，大きめの短冊に切る。にんじんは短冊，乾しいたけは戻して薄く切る。にらは3cm長さに切る。しょうが，にんにくはみじん切りにする。
③ 中華鍋に油を熱し，しょうが，にんにく，豚肉，野菜，生揚げの順に炒め，（B）で調味する。

● 野菜をたっぷり使った副菜を兼ねた主菜です。

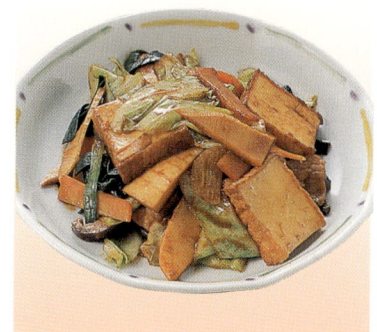

E (kcal)	P (g)	F (g)	Cho (mg)	繊維 (g)	食塩 (g)
323	15.5	22.4	21	4.0	1.9

さんまの香り揚げ漬

材料・分量（目安量）

さんま（三枚おろし）	60 g	しょうが	0.5 g	キャベツ	40 g
酒	2.5 g (A)	赤とうがらし	（少々）	塩	0.4 g
しょうが汁	1 g	しょうゆ	6 g	レモン汁	2 g
小麦粉	5 g	砂糖	1.5 g (B)	トマト	30 g
揚げ油	15 g	酒	5 g		
長ねぎ	5 g	だし汁	5 g		

作り方
① さんまは3等分のそぎ切りにし、（A）をまぶす。
② 長ねぎ，しょうが，赤とうがらしはみじん切りにし、（B）と合わせる。
③ ①の水気をふき，小麦粉をまぶし180℃の油で色よく揚げ，熱いうちに②に漬ける。
④ キャベツはゆでて細く切り，塩とレモン汁で調味する。トマトはくし形に切る。
⑤ 器に④を盛り，③も盛り合わせ漬け汁を上からかける。

● 香味野菜で青魚のくさみをとって子どもに食べやすく。

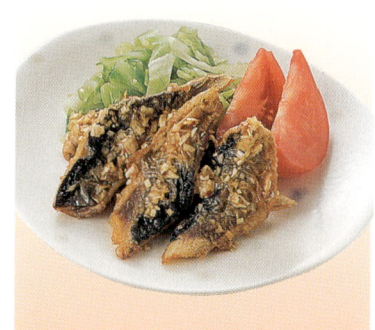

E (kcal)	P (g)	F (g)	Cho (mg)	繊維 (g)	食塩 (g)
378	12.8	30.0	40	1.3	1.5

目玉焼きの野菜付け合わせ

材料・分量（目安量）

卵	50 g	トマト	40 g
油	2 g	ブロッコリー	50 g

作り方
① フライパンに油を熱し，目玉焼きを焼く。
② ①にゆでたブロッコリーとくし形に切ったトマトを添える。

● 良質たんぱく質を含む卵は1日1個が目安です。

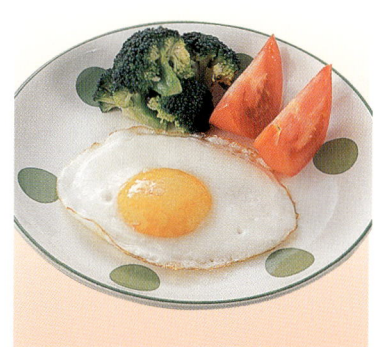

E (kcal)	P (g)	F (g)	Cho (mg)	繊維 (g)	食塩 (g)
118	8.6	7.4	210	2.6	0.3

組合せ料理例

主菜

さばの竜田揚げ

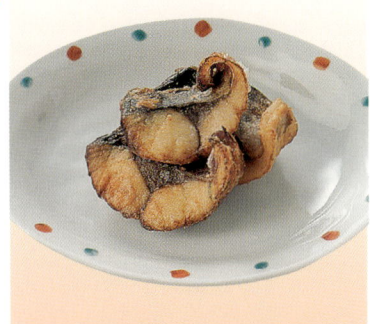

材料・分量（目安量）
さば	70 g	みりん	6 g
かたくり粉	3 g	しょうが汁	1 g
しょうゆ	6 g	油	10 g

作り方
① さばは骨をとり，1切れを3等分のそぎ切りにする。しょうゆ，みりん，しょうが汁に20分位漬けておく。
② ①の汁気をふき，かたくり粉をまぶして170℃の油でカラッと揚げる。

● カラッと揚げた食感が魚の嫌いな子どもでも食べやすい一品です。

E (kcal)	P (g)	F (g)	Cho (mg)	繊維 (g)	食塩 (g)
262	15.0	18.5	45	0.0	1.2

がんもどきとほうれんそうの煮物

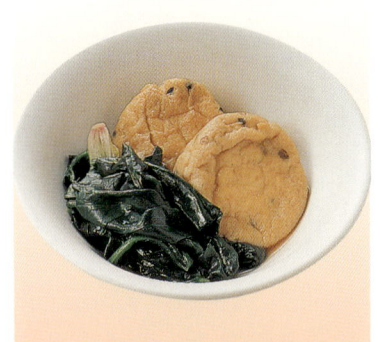

材料・分量（目安量）
がんもどき	40 g	しょうゆ	5 g
ほうれんそう	40 g	だし汁	50 g
砂糖	4 g		

作り方
① ほうれんそうは5cm長さに切り，さっと下ゆでしておく。
② 鍋にだし汁と砂糖，しょうゆを煮立ててがんもどきと①を煮る。

● ほうれんそうは煮すぎてベタベタにならないようにします。

E (kcal)	P (g)	F (g)	Cho (mg)	繊維 (g)	食塩 (g)
119	7.5	7.3	0	1.7	1.0

じゃがいもとあさりのべっこう炒め

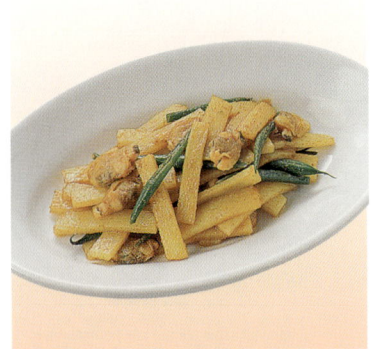

材料・分量（目安量）
じゃがいも	80 g	みりん	6 g
あさり	15 g	塩	0.8 g
さやいんげん	10 g	油	5 g
カレー粉	1 g		

作り方
① じゃがいもは5cm長さ，1cm幅に切り，熱湯で1～2分ゆでる。
② あさりはざるに入れて振り洗いし，水気をきる。
③ さやいんげんはゆでて斜めに切る。
④ フライパンに油を熱し，①～③を炒め，カレー粉，みりん，塩で調味する。

● カレー風味で子どもに食べやすく。

E (kcal)	P (g)	F (g)	Cho (mg)	繊維 (g)	食塩 (g)
132	2.5	5.3	6	1.6	1.1

副菜

もやしの梅肉和え

材料・分量（目安量）

もやし	50 g	しょうゆ	2 g
糸みつば	5 g	みりん	1 g
梅干し	3 g		

作り方
① もやしは熱湯でさっとゆで，ざるにとって冷ます。
② 糸みつばは根元を切ってゆで，水にとって冷まし，水気をしぼって3cm長さに切る。
③ 梅干しは種をとり，たたいてしょうゆとみりんを混ぜ合わせる。
④ ③で①と②を和える。

●もやしのゆで加減はシャキシャキ感を残すのがこつです。

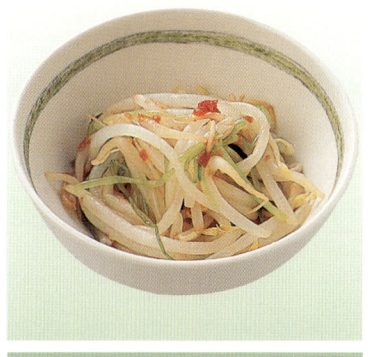

E (kcal)	P (g)	F (g)	Cho (mg)	繊維 (g)	食塩 (g)
13	1.2	0.0	0	0.9	1.0

サワー漬

材料・分量（目安量）

カリフラワー	20 g	塩	0.5 g
にんじん	10 g	酢	5 g
ながいも	20 g	レモン汁	5 g
セロリー	10 g	白ワイン	10 g
きゅうり	20 g		

作り方
① カリフラワーとにんじんは食べやすい長さに切り，さっとゆでる。
② ながいも，セロリー，きゅうりも食べやすい大きさに切る。
③ 塩，酢，レモン汁，白ワインを合わせたものに①と②を漬け込み，30分位おいて味をなじませる。

●いろいろな食感の野菜を使います。

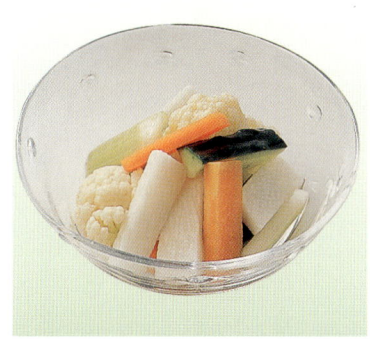

E (kcal)	P (g)	F (g)	Cho (mg)	繊維 (g)	食塩 (g)
36	1.4	0.1	0	1.4	0.5

きのこの冷やしサラダ

材料・分量（目安量）

マッシュルーム	10 g	白ワイン	7.5 g
えのきたけ	15 g	酢	5 g ⎫
しめじ	15 g	塩	0.3 g ⎬(A)
まいたけ	15 g	こしょう	(少々) ⎭
きくらげ	1 g	サニーレタス	10 g
ベーコン	5 g		

作り方
① マッシュルームは薄切り，えのきたけはほぐす。しめじは小房に分け，まいたけは一口大に切る。きくらげは水につけて戻し，石づきを取り除いておく。ベーコンは2cm幅に切る。
② （A）を混ぜ合わせて，ドレッシングを作っておく。
③ フライパンでベーコンを炒め，きのことくらげも加え全体を混ぜ合わせる。白ワインを加え，蒸し煮にし，冷めたら②を加えて冷蔵庫で冷やす。
④ 器にサニーレタスを敷き，③を盛り付ける。

●食物繊維たっぷりのサラダです。

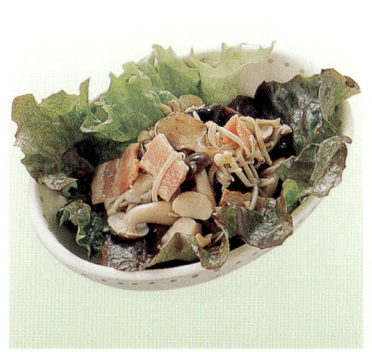

E (kcal)	P (g)	F (g)	Cho (mg)	繊維 (g)	食塩 (g)
40	2.5	2.3	3	2.5	0.4

組合せ料理例

組合せ料理例

副菜

青菜と切干しだいこんのナムル

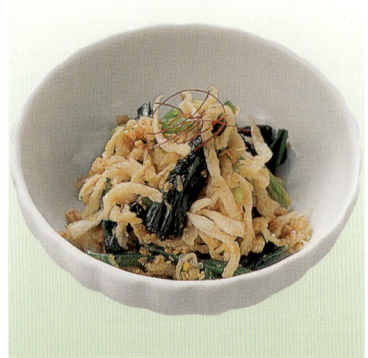

材料・分量（目安量）
切干しだいこん	5 g	しょうゆ	5 g
ほうれんそう	50 g	ごま	2 g
長ねぎ	4 g	ごま油	2 g
しょうが	2 g	糸とうがらし	（少々）

作り方
① 切干しだいこんは水につけて戻し、さっとゆでて3cm長さに切る。
② ほうれんそうも3cm長さに切ってよく洗い、熱湯でゆでて水気をきっておく。
③ ねぎとしょうがはみじん切りにし、ごま油としょうゆ、ごまと合わせる。
④ ①と②を③で和え、器に盛って糸とうがらしを飾る。

E (kcal)	P (g)	F (g)	Cho (mg)	繊維 (g)	食塩 (g)
60	2.2	3.3	0	2.8	0.8

●いつもの切干しだいこんとは違った歯ごたえのある食感です。

ポテトサラダ

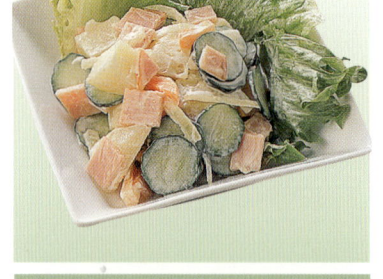

材料・分量（目安量）
じゃがいも	55 g	たまねぎ	10 g
にんじん	5 g	マヨネーズ	10 g
きゅうり	5 g	レタス	5 g
ロースハム	20 g		

作り方
① じゃがいもとにんじんは軟らかくゆで、一口大に切る。きゅうりとハムも食べやすい大きさに切る。
② たまねぎは薄く切って、水にさらしてしぼる。
③ ①と②をマヨネーズで和え、レタスを敷いた皿に盛る。

E (kcal)	P (g)	F (g)	Cho (mg)	繊維 (g)	食塩 (g)
158	4.5	10.4	14	1.1	0.7

●必要量の穀類が食べられない子どもは、じゃがいもで炭水化物を補充しましょう。

さといものヨーグルトサラダ

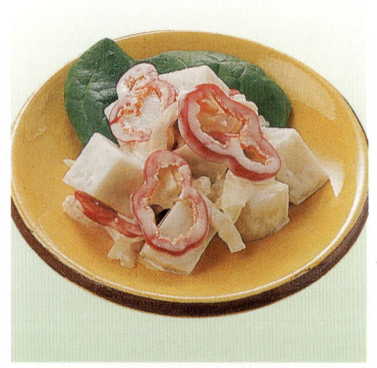

材料・分量（目安量）
さといも	50 g	プレーンヨーグルト	5 g
たまねぎ	10 g	マヨネーズ	5 g
赤ピーマン	5 g	塩	0.5 g
		こしょう	（少々）
		サラダな	10 g

作り方
① さといもは軟らかくゆで、一口大に切る。たまねぎは薄く切って水にさらしてしぼる。赤ピーマンは薄く切っておく。
② ヨーグルトとマヨネーズ、塩、こしょうを混ぜ合わせ、①と和える。
③ サラダなを敷いた器に②を盛る。

E (kcal)	P (g)	F (g)	Cho (mg)	繊維 (g)	食塩 (g)
74	1.3	4.0	4	1.6	0.6

●マヨネーズにヨーグルトを加えてエネルギーをカットします。

お好み焼き

材料・分量（目安量）

小麦粉	80 g	キャベツ	50 g	しらす干し	10 g
卵	25 g	長ねぎ	20 g	干しえび	10 g
牛乳	50 g	いか	10 g	ソース	15 g

作り方
① キャベツとねぎはみじん切りにする。いかは皮をむき食べやすい大きさに切る。
② ボウルに卵，牛乳，水100 gを入れて混ぜ合わせる。
③ ②に小麦粉と他の材料も加え，よく混ぜ合わせ，熱したフライパンで両面を焼く。皿にとり，ソースをかける。
● 穀類不足の場合は間食で穀類をとり低血糖予防に。

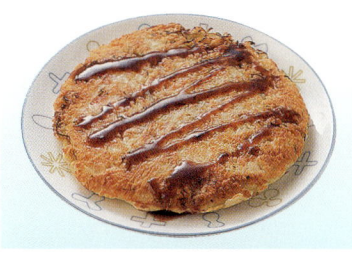

E (kcal)	P (g)	F (g)	Cho (mg)	繊維 (g)	食塩 (g)
450	22.0	6.5	232	3.5	2.4

おからのチーズケーキ

材料・分量（目安量） ※18 cm型を使う時は8切れ分。分量×8で作る。

おから	20 g	小麦粉	5 g	卵	25 g	生クリーム	15 g
クリームチーズ	40 g	バター	10 g	レモン	10 g	砂糖	10 g

作り方
① おからはフライパンでいって，冷ます。小麦粉と砂糖はふるっておく。レモン皮をすりおろして，汁をしぼっておく。型にはバター（分量外）を塗っておく。
② ボウルでクリームチーズを練り，おからを加えて混ぜる。別のボウルでバターをよく練り，砂糖を少しずつ入れ，泡立て器で白っぽくなるまで混ぜ，卵液を入れて混ぜる。両方を混ぜ，レモンも加える。ほぐした卵も加える。
③ ②に小麦粉を振り入れ，五分立てにした生クリームも加えて混ぜ合わせる。
⑥ 型に⑤を流し入れ，湯を張った天板にのせ，160℃で1時間ほど焼く。
● 食物繊維たっぷりのチーズケーキです。

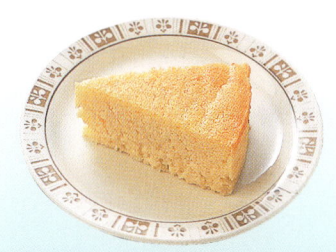

E (kcal)	P (g)	F (g)	Cho (mg)	繊維 (g)	食塩 (g)
398	8.4	30.5	181	2.9	0.6

かぼちゃの茶巾絞り

材料・分量（目安量）

かぼちゃ	50 g	干しぶどう	3 g	水	40 g
砂糖	5 g	スキムミルク	5 g	バニラエッセンス	（少々）

作り方
① 鍋にかぼちゃと水に溶かしたスキムミルクを入れて，弱火で軟らかくなるまで煮る。
② ①に砂糖を加えながら練る。適当なかたさになったらバニラエッセンスをふり，戻した干しぶどうを加えて混ぜる。
③ 1人分ずつラップで包み，形を作る。
● 緑黄色野菜の摂取不足を間食で解消できます。

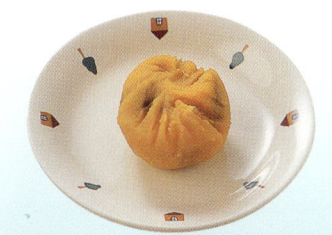

E (kcal)	P (g)	F (g)	Cho (mg)	繊維 (g)	食塩 (g)
94	2.7	0.2	1	1.9	0.1

いちごのフローズンヨーグルト

材料・分量（目安量）

プレーンヨーグルト	50 g	砂糖	10 g	
いちご	15 g	ミント	（少々）	

作り方
① ヨーグルトは軽く水気をきっておく。
② いちごは飾り用を少し残し，フォークで粗くつぶして砂糖と混ぜておく。
③ ①と②をよく混ぜ，冷凍庫に入れ時々出してかき混ぜながら凍らせる。
④ 器に③を盛り付け，飾り用のいちごとミントを飾る。
● アイスの代わりに。さらにエネルギーをカットしたいときには砂糖を低甘味料に代えます。

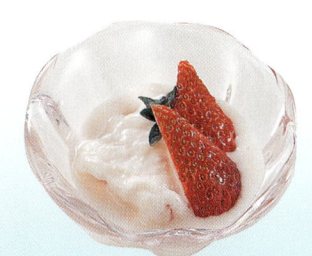

E (kcal)	P (g)	F (g)	Cho (mg)	繊維 (g)	食塩 (g)
75	1.9	1.5	6	0.2	0.1

組合せ料理例

飲み物

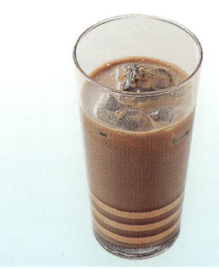

アイスココア

材料・分量（目安量）
ココア	12 g	熱湯	10 g
砂糖	5 g	牛乳	150 g

作り方
① 鍋にココアと砂糖を合わせ，熱湯を加えて泡立て器でよく混ぜる。
② 牛乳を沸騰寸前まで温め，①に加えてダマのないように混ぜ合わせ，中火にかけて静かにかき混ぜながら，沸騰寸前まで煮る。
③ グラスに氷を入れ，②を注ぐ。

● 牛乳の苦手な子どももココアにすればカルシウム不足を解消。

E (kcal)	P (g)	F (g)	Cho (mg)	繊維 (g)	食塩 (g)
152	7.2	8.3	18	2.9	0.2

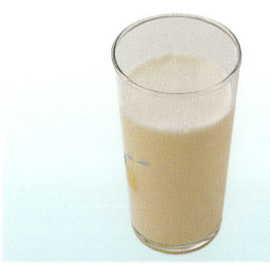

エッグノック

材料・分量（目安量）
卵	25 g	砂糖	5 g
牛乳	150 g	バニラエッセンス	（少々）

作り方
① ミキサーに卵，牛乳，砂糖，バニラエッセンスを入れてよく撹拌し，氷を入れたグラスに注ぐ。

● 新鮮な卵を使います。

E (kcal)	P (g)	F (g)	Cho (mg)	繊維 (g)	食塩 (g)
157	8.0	8.3	123	0.0	0.3

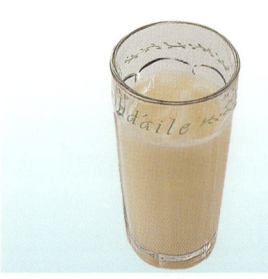

オレンジヨーグルト

材料・分量（目安量）
オレンジ	75 g	砂糖	5 g
プレーンヨーグルト	100 g		

作り方
① オレンジは皮をむいてジュースにし，冷やしておく。
② ヨーグルト，砂糖，①をミキサーに入れて撹拌する。
③ 氷を入れたグラスに②を注ぐ。

● 成長期の子どもに乳製品は必須です。牛乳が飲めない子どもはヨーグルトを使ったデザートを準備します。

E (kcal)	P (g)	F (g)	Cho (mg)	繊維 (g)	食塩 (g)
110	4.4	3.1	12	0.6	0.1

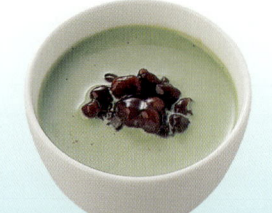

抹茶あずきミルク

材料・分量（目安量）
牛乳	150 g	ぬるま湯	（少々）
抹茶	2 g	ゆであずき（缶）	20 g

作り方
① 抹茶はぬるま湯でよく溶いておく。
② 牛乳を温め，煮立つ寸前に火を止め，①を少しずつ加えて混ぜる。
③ 器にゆであずきを入れて，②を注ぐ。

● 抹茶は好みで加える量を加減しましょう。

E (kcal)	P (g)	F (g)	Cho (mg)	繊維 (g)	食塩 (g)
151	6.4	5.9	18	1.5	0.2

小児糖尿病

小児肥満

小児肥満の医学 ……………… 110
医師：田中　明（女子栄養大学）

栄養食事療法 ………………… 114
管理栄養士：恩田理恵（聖徳大学）

食事計画｜献立例 …………… 118
管理栄養士：恩田理恵（聖徳大学）

組合せ料理例 ………………… 130
管理栄養士：恩田理恵（聖徳大学）

小児肥満の医学

Ⅰ. 小児肥満の概要

❶ 小児肥満の特徴

　肥満とは体の脂肪成分が過剰に増加した状態です。浮腫や筋肉量の増加による体重の増加（過体重）は，肥満とはいいません。

　近年，小児肥満は増加しています。ストレス過剰，生活リズムの乱れ（夜型の生活様式など），過食や運動不足など，成人を含めて，現代人の生活パターンは肥満になりやすい要因が多数あります。小児肥満の治療では，このような社会的背景の影響も考慮する必要があります。

　小児肥満も，成人肥満と同様，摂取エネルギー量が消費エネルギー量より過剰になるために体脂肪が蓄積する単純性肥満が大多数で，糖尿病や高血圧などの生活習慣病を合併する例が多くみられます。また，小児肥満は運動嫌い，不登校などのトラブルが生じやすく，それがさらに肥満を強めるという悪循環に陥りやすく，この悪循環を阻止することが重要です。小児肥満の治療では発育期にあることも十分に考慮する必要があります。

表1　2次性肥満

	成因と症状
内分泌性肥満	
クッシング症候群	副腎皮質ホルモン（糖質コルチコイド）の過剰による肥満。軀幹が肥満し四肢が細い中心性肥満を認める。バッファローハンプ（肩の脂肪沈着）。満月様顔貌。高血圧。糖尿病。多毛。
甲状腺機能低下症	甲状腺ホルモン分泌低下による体代謝の低下による肥満。成長障害。低体温。便秘。知能低下。浮腫。脱毛。
インスリノーマ	膵β細胞の腫瘍によるインスリン分泌過剰が原因の肥満。低血糖を防止するための過食による。
偽性副甲状腺機能低下症	副甲状腺ホルモン作用部位の異常による肥満。低身長の肥満。骨の発育不全による中手骨の短縮。低Ca血症によるテタニー。
性腺機能低下症	性腺機能低下による肥満。女性で多毛，無月経，不妊，男性化徴候を呈するものをシュタイン・レーベンタール症候群という。
視床下部性肥満	
腫瘍，外傷，白血病，炎症，脳血管障害などを原因とする視床下部の食欲中枢の障害による肥満。性器発育不全，無月経などを呈するものをフレーリッヒ症候群という。	
遺伝性（先天性）肥満	
プラダー・ウィリ症候群	知能低下。性器発育不全。筋緊張低下。アーモンド様裂眼。小指症。
ローレンス・ムーン・バルデー・ビードル症候群	知能低下。性器発育不全。網膜色素変性。多指症。
アルストレム症候群	網膜色素変性。難聴。糖尿病。腎障害。
クラインフェルター症候群	男性の性染色体異常（XXX）による疾患。性発育遅延。
薬剤性肥満	
ステロイド（糖質コルチコイド）剤，経口避妊薬，インスリンなどの薬剤による肥満。	

❷ 肥満の分類

　肥満の 90％は過食と運動不足を主な原因として生じる原発性（単純性）肥満です。2 次性肥満は特定の疾患から 2 次的に生じる肥満で，内分泌性，視床下部性，遺伝性，薬剤性肥満があります（表 1）。

❸ 単純性肥満の成因

　消費エネルギーを超える摂取エネルギーの過剰（過食と運動不足），「かため食い」，「ながら食い」，「早食い」など肥満になりやすい摂食パターンの異常のほかに，肥満になりやすい遺伝的な要因も明らかになっています。1 つは間脳の視床下部にある食欲中枢の異常です。肥満遺伝子により脂肪細胞で合成・分泌されるレプチンは食欲中枢を刺激して食欲を抑制しますが，肥満者の多くは食欲中枢のレプチン受容体の遺伝的異常によりレプチン感受性が低下し，十分に食欲が抑制されません。また，視床下部で食欲の調節に働く神経伝達物質の遺伝的異常も指摘されています。もう 1 つは熱産生障害です。脂肪は熱に変換されて消費されますが，その機構にかかわるアドレナリン β3 受容体の遺伝的異常があると，脂肪分解が抑制され肥満を生じやすくなります。これらの遺伝的異常は肥満になりやすい体質を意味します。

❹ 小児肥満の症状，合併症

　小児肥満でも高血圧，糖尿病，脂肪肝などの生活習慣病を合併する頻度が増加しています。また，高度肥満では胸腔や気道の脂肪蓄積による呼吸の換気障害を生じ，低酸素血症となる結果，ピックウイック症候群[*1] などを併発します。

*1 ピックウイック症候群は，胸腔の脂肪蓄積のため呼吸が浅くなり，換気量が低下し，1 日中眠い状態が続く。

Ⅱ．小児肥満の検査と診断

　肥満は体脂肪が過剰に増加した状態ですので，体脂肪量の評価が必要です。しかし，現時点では小児の体脂肪を簡便に，そして的確に測定する方法がありません。したがって，実際には肥満度や体格指数が用いられています。

❶ 肥満度

　標準体重に対する体重増加度を％で表し，次の式で計算します。
　　　肥満度＝{(実測体重－標準体重)／標準体重}×100（％）
　標準体重は年齢・性・身長別の全国平均値を用います。肥満度±20％範囲を標準とし，20％以上 30％未満を軽度肥満，30％以上 50％未満を中等度肥満，50％以上を重度肥満と判定します。

❷ 体格指数

カウプ指数やローレル指数が用いられています。体格指数は同一年齢集団の中から肥満を発見するには適していますが，年齢ごとに基準が異なるため，肥満の経過を見るのには適しません。

カウプ指数は乳幼児に用いられ，次の式で計算されます。

$$\text{カウプ指数} = [\text{体重}(g) / \{\text{身長}(cm)\}^2] \times 10$$

18〜20以上を肥満と判定します。

ローレル指数は学童期に用いられ，次の式で計算されます。

$$\text{ローレル指数} = [\text{体重}(g) / \{\text{身長}(cm)\}^3] \times 10^4$$

160以上を肥満と判定します。

Ⅲ. 小児肥満の治療

❶ 小児肥満治療の原則

栄養食事療法と運動療法が治療の基本になりますが，発育期の肥満であることを考慮して，あまり厳格な食事制限は行わないようにします。学童期の小児肥満の治療については，下記のことが重要です。

① 心身の成長・発達に障害を及ぼさないこと
② 学校生活に障害を及ばさないこと
③ 精神面に悪影響を及ぼさないこと
④ 体重減少ではなく肥満度減少を重視すること
⑤ 家族，学校との協力体制を築くこと

❷ 小児肥満治療の年齢別方針

１．乳児期

乳児期肥満は1歳を過ぎて歩行を開始すると急速に解消されることが少なくありません。したがって，乳児肥満は特に食事制限は行わず，糖質やおやつの取り過ぎに注意し，屋外での遊びを奨励するのみにとどめます。

２．幼児期

幼児期の肥満は小児肥満，成人肥満に移行することが多く，また，活動が緩慢で，情緒も不安定になるなど精神的な異常も起こりやすく，治療を必要とします。肥満度15％以上の多くは学童期には20％以上になります。

幼児期肥満は，親も治療の必要性を自覚していない場合が多く，治療に支障をきたします。食事内容の偏りを是正し，運動の習慣をつけさせます。

3．学童期

　学童期の肥満の大多数は成人期の肥満につながります。学童期，思春期からの肥満は，成人期に発症した肥満よりも動脈硬化性疾患の罹患率が高いことが指摘されており，この時期の肥満治療は重要です。

　対象児に肥満治療の必要性を説明すると同時に家族との協力体制を築くことが重要です。そのためには，家族や対象児との十分な話し合いが必要です。

　肥満度30％未満の軽度肥満児に対しては，脂質の多いおやつを避けるなどの注意や運動奨励などの集団指導を行います。30％以上の中等度および重度肥満に対しては，個別に指導します。

4．思春期

　高血圧，糖尿病，脂質異常症，脂肪肝などの生活習慣病の合併が増加します。成人肥満へ移行する割合も増加します。

❸ 小児肥満の栄養食事療法

1．軽度肥満

　肥満度30％未満の軽度肥満の場合は摂取エネルギーの制限は行いません。脂質の多い食品が過剰にならないようにするなど，食事内容の問題点を是正します。定期的な観察を行い，肥満度が上昇しないようにします。

2．中等度・重度肥満

　肥満度が30％を超える場合には，摂取エネルギー制限を含めた栄養食事療法を行います。摂取エネルギー量は小児の所要エネルギーから10～20％減らします。たんぱく摂取量は総エネルギー量を減らしても，年齢相応の必要量は維持するようにします。栄養素のバランスは糖質：たんぱく質：脂質比を50％：20％：30％とします。小児は身長が増加しますので，体重増加がなければ肥満度は低下するので，体重減少よりも肥満度減少を重視します。

❹ 小児肥満の運動療法

　運動療法は，消費エネルギー量の増加のみでなく，筋力の増加とともに肥満治療への積極性と自信を持たせる効果があります。運動療法は栄養食事療法と併用することでより効果が増加します。重度肥満の場合には，呼吸障害や関節障害の合併に配慮して無理のない運動療法を選択する必要があります。

　体脂肪減少には，あまり強くない，持続的な運動が有用です。肥満児は動きが緩慢で，持続力にも劣る場合が多く，水泳やゲーム性を取り入れた運動など，楽しめる運動が効果的です。また，テレビやゲームの時間を制限し，掃除，片付け，おつかいなどの家事の手伝いを取り入れ，活動的な日常生活を送るように指導することも有効です。

栄養食事療法

I. 栄養食事療法の考え方

　小児肥満の栄養食事療法では，エネルギーは制限しますが，成長・発達に必要な栄養素は十分確保して発育を妨げないことが基本となります。極端な減食は避けますが，低エネルギー，低糖質，高たんぱく質食を原則とします。

　軽度肥満では合併症がない限り積極的な治療はせず，食事内容の質の改善，生活活動の増量，運動を奨励します。この時期は身長が伸びるので，ゆるやかな体重の変動により標準体重を維持できるように目標設定を長期的に考えます。高度肥満でエネルギー制限を行う場合，制限が厳しい場合は入院治療が必要です。近年では，小学校中高学年以降の肥満は，成人肥満に移行しやすく，糖尿病，脂質異常症，高血圧症などの合併症が中学生以降の肥満者にみられます。

II. 栄養基準

　栄養基準は，「日本人の食事摂取基準」に準じます。エネルギーは，軽度肥満では性別，年齢，身体活動レベルのエネルギー必要量とし，中等度肥満では，必要量の10～15％の制限，高度肥満では必要量の20％制限とします。身長が極端に高い場合は，身長に合わせた必要量を参考にします。

　たんぱく質，ビタミン，ミネラルは推奨量を満たし，脂質は目標量を摂取するものとします。エネルギー制限が高度であればあるほど，たんぱく質の利用効率が低下します。中等度肥満以上のエネルギー制限の場合，摂取たんぱく質量は1.2～1.5 g/kg/日とします。脂質は，総コレステロール値や中性脂肪値が高い場合には，飽和脂肪酸を控え，不飽和脂肪酸を多くします。カルシウムや鉄，ビタミンB群が不足しないようにします。食物繊維は，糖質や脂質の吸収を遅くしたり抑制したりするため，肥満の予防に有効です。よく噛んで食べる習慣にも結びつくので十分に摂取します。

　小児肥満食の栄養素配分を表2に示します。肥満に関連した病態[*1]（糖尿病，脂質異常症，肝機能障害，高血圧など）は，その疾患に準じた栄養食

[*1] 小児のメタボリックシンドローム診断基準が平成19年4月に発表された。

表2　幼児・学童期肥満の栄養素配分

	小児肥満食	普通食
炭水化物	45～50％	60～65％
たんぱく質	20％	15％
脂肪	30％以下	20～25％

事療法や栄養素配分が必要になります。

Ⅲ. 栄養食事療法の進め方

　小児肥満の栄養食事療法では，食事を制限するという意味合いより対象児や家族が標準的な食事を知るということが大切です。1日3食*2を規則正しく摂取します。特に朝食は重要で，朝食を食べないと1日に必要な栄養素がとれないばかりか，食事と食事の間があきすぎて，身体は脂肪をためる働きをします。一方，夜遅い食事や夜食は，1日の食事量が増えやすく，食べてすぐ寝る習慣は，体脂肪や体重の増加につながります。

　過食を避け，特に炭水化物（主食類，砂糖および菓子類，清涼飲料水，果物類）を食べ過ぎないように注意します。高脂質食品やファストフードの摂取は避け，低脂肪で食物繊維の多い和風の食事を心がけます。

　間食は，小児にとっては大きな楽しみであるのでスナック菓子を単純に禁止するのではなく，間食の全体量を減らし，菓子類・ジュースから果物・乳製品・お茶や低エネルギーの飲料に切り替えます。スナック菓子類や清涼飲料水を摂取する際には，カロリーなどの栄養表示を確認し，袋やペットボトルごと渡さずに皿やコップに分けて与えるようにします。

*2 食事回数が少ないとインスリン分泌や消化吸収能力が高まる。また，食事による熱産生が低下するため体脂肪が蓄積しやすい。

Ⅳ. 食事計画（献立）の立て方

　性別，年齢別，身体活動レベル相当の推定エネルギー必要量を基本に，肥満度に合わせて制限を行い，3食および間食に配分します。たんぱく質は制限せずに十分に摂取し，動物性たんぱく質に偏らないようにし，3食に均等に配分します。肥満の子どもの食事内容は，料理の品数が少なく単品の献立が多いといわれています。3回の食事は，主食，主菜，副菜の整った食事内容にします。

　ごはんやパン，めん類などの主食となる食品は，むら食いを避け，毎食一定量を摂取します。いも，れんこん，かぼちゃ，とうもろこしなどは糖質が多いので，1日のうちで量が多くなったり重なったりしないようにします。肉や魚類は，用いる種類や部位により脂肪含有量の差が大きいので選択に注意します。料理方法は揚げ物の回数を減らし，蒸し物，焼き物，煮物にすると摂取エネルギー量を減らすことができます。牛乳，ヨーグルトは良質のたんぱく質，カルシウムを多く含みます。不足しないようにいずれかを毎日1～2回程度，欠かさずとりたいものです。その他の乳製品は，低脂肪・低糖質の食品を選んだり，取り過ぎには注意が必要です。バター，植物油，マヨ

ネーズなどの調理用油脂の量を減らします。野菜・海藻・きのこなどは毎食100 g以上取り入れ，生野菜は手で大きくちぎるなど見た目のボリュームやかさが減らないようにしつつ，エネルギーを減らすようにします。子どもの嫌いな料理（魚，野菜）も工夫して作り，バランスのよい食生活の習慣をつけるようにします。

間食は，食事の一部なので，食事ではとりきれない栄養素を補う内容とし消化がよいものを選択します。

小児期は，食欲旺盛な時期でもあるので，空腹感の起こりにくい食事内容に配慮しながら，子どもの嗜好に合わせた献立を取り入れます。

V. 栄養教育

*3 親が肥満である場合は，低年齢から肥満を発症することもまれではない。ひとりっ子，高齢初産，祖父母との同居も肥満の危険因子である。

肥満の子どもたちに共通してみられる特徴や家庭環境[*3]には表3のようなものがあります。小児肥満の栄養食事療法は，子どもだけでは実行しにくいので，親が子どもとともに栄養食事療法ならびに運動不足を補った生活を助成して継続することが大切です。家族，特に調理担当者（母親など）への栄養食事指導を行います。また，思春期以降の肥満は，成人肥満に直結することを，子ども自身に十分理解させ，肥満の原因となっている食習慣の是正を促します。

1．献立の工夫

小児に腹七分目の感覚を理解させるのは難しいので，ボリュームがあって低エネルギーの食品や料理を紹介します。料理の多様化のため，調理加工食品，総菜のエネルギーや栄養素の情報を提供します。

2．学校給食

学校給食の栄養量の基準は，年齢ごとに1日の必要量の約1/3を摂取するように決められています。軽度肥満では，主食・副食の制限はしませんが，おかわりをしないようにします。中等度以上の肥満では，主食を1/3〜1/2

表3　肥満の子どもたちに共通してみられる食事の特徴と家庭環境

食事内容	家庭環境
朝食を食べない	家族が別々に食事をする
野菜を食べない	インスタント食品や外食が多い
肉が好き	お菓子の買い置きが多い
脂っぽいものが好き	お金を渡して自分の好きなものを買って食べさせる
ごはんはあまり食べない	子どもの食生活に親が無関心
魚はあまり食べない	嫌いな食べ物を強要する
早食いである	
運動は嫌い	

表4 食生活指導のポイント

項目	ポイント
朝食は必ず食べる	夜ふかし・夜型生活を改める
間食を減らす	時間と量を決める
夜食は控える	目の届くところに食べ物を置かない
清涼飲料水*4はやめて，お茶にする	冷蔵庫にジュースや清涼飲料水を入れておかない
牛乳は低脂肪にする	量を変える・質を変えることでカロリーダウンする
大皿に盛らないで1人ずつに分ける	子どもの食べる量を家族も本人も自覚する
	嫌いなものを食べる動機付けを行う
よく噛んで食べる	30回は噛むように指導する
	歯ごたえのある食品を食べさせる
	食事中に飲み物で食べ物を流し込むような食べ方はしない
ゆっくり食べる	食事時間は30分以上かけるように指導する
	一口を少量にする
できるだけ家族で食事をする	孤食・個食は栄養のバランスを崩しやすい
	早食いや大食いの傾向となる

*4 清涼飲料水の大量摂取は糖分の取り過ぎで血糖値が上昇し，高血糖による口渇感のためにさらに清涼飲料水を大量に飲むという悪循環に陥り，ケトーシスを呈する2型糖尿病につながる。

量程度残すようにします。魚，肉，卵，大豆製品，野菜，果物，牛乳（ヨーグルト）は，残さずに食べるようにします。

3．外食のとり方

外食は，子どもの好みのままで食べると糖質や脂質が多くなる傾向にあります*5。外食の回数をできるだけ減らし，単品料理（カレーライス，ピラフ，ピザ，グラタンなど）は，避けます。丼物や衣のついた揚げ物などは，脂質・糖質が多いのでごはんを減らすようにします。めん類の汁は食塩が多いので，全部飲まないようにします。外食料理はとっても1日1回以内とし，不足する野菜などを家庭で補うようにしたり，油を多く使った料理を食べたときには，家庭で油の使用は控えます。

*5 小児に人気のあるラーメン，ハンバーグ，ピザ，フライドチキンなどはいずれも脂質が多くエネルギーが高い。

4．食生活・生活習慣の改善

食生活の基本として，表4の内容が重要です。ごほうびに食べ物を与えるというような習慣も改めましょう。

また，日常生活をできるだけ活動的に過ごすような生活習慣の改善も大切です。食後の後片付けや買い物など家事の分担をさせる，近距離の移動はできるだけ歩く，エスカレーターやエレベーターは使わずに階段を使う，テレビゲームの時間を制限する，入浴後のストレッチ運動を親子で行うなど，こまめに体を動かすように指導します。子どもたちをできるだけ戸外に連れ出し，一緒に遊ぶことや，戸外での遊びを伝えるような指導も重要です。小児が継続して運動を行うためには，万歩計を装着し1日の歩数や活動量の確認，目標の設定をすすめたり，卓球やバドミントンのようなゲーム性の高い運動をすすめることなどが望ましいといえます。

食事計画 ｜ 献立例 1　　　1,500 kcal

朝はパン，昼はスパゲッティの献立

朝

献立	1人分材料・分量（目安量）	作り方
ライ麦パンの チーズ トースト **主食**	ライ麦パン 60g スライスチーズ 15g	① ライ麦パンにスライスチーズをのせる。 ② トースターでパンを焼く。
コンビネー ションサラダ **主菜**	レタス 20g きゅうり 30g トマト 40g ツナ（缶）30g 卵 25g（1/2個） フレンチドレッシング 5g	① 野菜は洗って，適当な大きさに切る。 ② 卵は固ゆでたまごにする。 ③ 皿に野菜とツナ，ゆでたまごを彩りよく盛り付け，フレンチドレッシングをかける。
牛乳 **飲み物**	牛乳 180g	

昼

献立	1人分材料・分量（目安量）	作り方
あさりと なすの スパゲッティ **主食**	スパゲッティ 65g 　無塩バター 3g あさり（むきみ）60g なす 30g しめじ 30g たまねぎ 30g 無塩バター 3g 固形コンソメ 0.5g 水 100g しょうゆ 3g パセリ 0.5g	① なすは縦2つ斜め1cmに切る。しめじはほぐす。たまねぎは粗いみじん切りにする。 ② たっぷりのお湯に塩を少々加え，スパゲッティをゆでる。ゆであがったらバターを混ぜておく。 ③ フライパンにバターを溶かし，たまねぎを炒め，なす，しめじの順に炒める。 ③ 野菜に火が通ったら，あさりを入れ，水100g程度，固形コンソメ，しょうゆを加え中火で煮込む。 ④ スパゲッティを皿に盛り付け，③をかけパセリのみじん切りを散らす。
豆腐とわかめ のスープ **汁**	絹ごし豆腐 50g カットわかめ 0.8g 塩 0.4g しょうゆ 2g だし汁 150g	① 豆腐は，食べやすい大きさに切る。 ② 鍋にだし汁を温め，豆腐を入れ，わかめを入れる。 ③ 塩，しょうゆで味付けする。
いんげんの お浸し **副菜**	いんげん 40g しょうゆ 3g	① いんげんはゆでて，冷ます。 ② いんげんをしょうゆと合わせる。

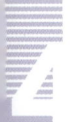

小児肥満

献立	1人分材料・分量（目安量）	作り方
夕 ごはん 主食	ごはん 120 g	
わかさぎの マリネ 主菜	わかさぎ 70 g 小麦粉 12 g 油 7 g たまねぎ 20 g ピーマン 5 g 黄ピーマン 5 g にんじん 8 g 酢 6 g 砂糖 3 g しょうゆ 2 g	① わかさぎは塩水でさっと洗い，水気をきっておく。 ② たまねぎ，ピーマン，黄ピーマン，にんじんは細いせん切りにし，調味液（酢，砂糖，しょうゆ）に漬け込む。 ③ ①のわかさぎに小麦粉をまぶし油で揚げる。油をきって②に漬け込む。 ④ 味がなじんだら，野菜と一緒に盛り付ける。
とうがんの そぼろ煮 副菜	とうがん 70 g 油 3 g 鶏ひき肉 30 g だし汁（適量） みりん 4 g しょうゆ 4 g	① とうがんは一口大に切る。 ② 鍋に油を熱し，とうがんを炒め，その後ひき肉を炒める。 ③ だし汁を加え，中火で数分煮，みりん，しょうゆで調味する。
えだまめ 副菜	えだまめ（さや付き）50 g	① えだまめは沸騰した湯に塩を加え，10分ほどゆでる。

献立	1人分材料・分量（目安量）	作り方
間食 パインアップル ヨーグルト	パインアップル 70 g ヨーグルト（加糖）90 g	① パインアップルは食べやすい大きさに切る。

1日の栄養量

	E(kcal)	P(g)	F(g)	C(g)	食物繊維(g)	食塩(g)
朝	482	23.5	23.3	44.2	4.3	1.8
昼	381	18.0	8.4	57.7	5.4	3.4
夕	560	27.3	17.5	69.3	4.8	1.3
間食	96	4.3	0.3	20.1	1.1	0.2
計	1,519	73.0	49.5	191.3	15.6	6.7

P：F：C　P 19.2　F 29.3　C 51.5　%

食事バランスガイド

「つ」(SV)
主食 1 2 3 4 5 6 7
副菜 1 2 3 4 5 6
主菜 1 2 3 4 5
牛乳・乳製品 4 3 2 1　果物 1 2

「つ」(SV)とはサービング（食事の提供量の単位）の略

食事計画献立例1

食事計画 | 献立例 1   1,500 kcal

朝

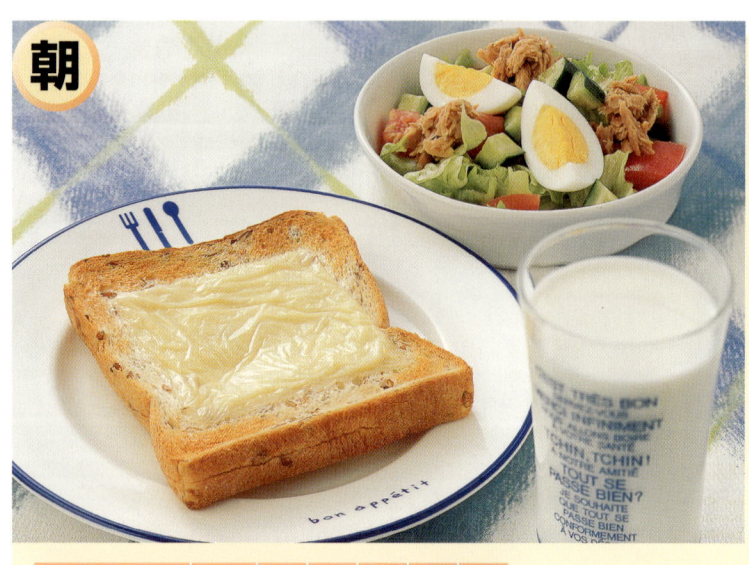

● ライ麦パンで食物繊維をとりましょう

主食	ライ麦パンのチーズトースト
主菜	コンビネーションサラダ *variation* 豆とウインナーのスープ *p.132*
飲み物	牛乳

	E (kcal)	P (g)	F (g)	C (g)	繊維 (g)	食塩 (g)
ライ麦パンのチーズトースト	209	8.4	5.2	31.8	3.4	1.1
コンビネーションサラダ	152	9.1	11.3	3.7	1.0	0.5
牛乳	121	5.9	6.8	8.6	0.0	0.2

昼

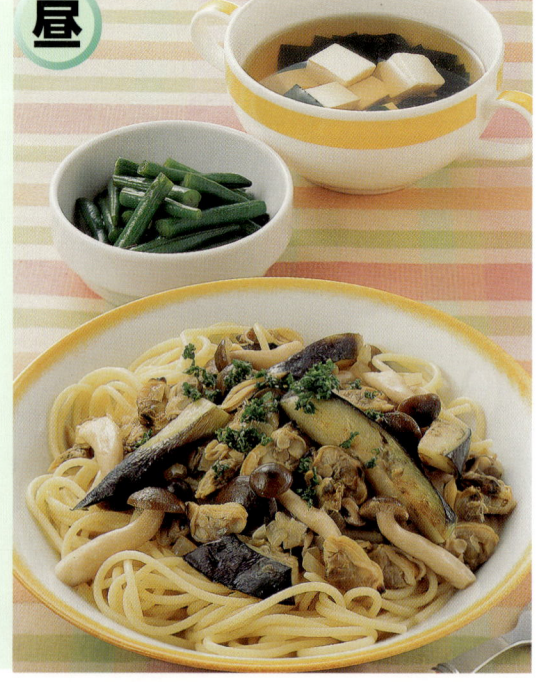

● スパゲッティは子どもに人気の料理です。鉄分たっぷりのあさりを使って

主食	あさりとなすのスパゲッティ *variation* そうめんチャンプルー *p.131*
汁	豆腐とわかめのスープ *variation* 豆腐とたまごのふわふわスープ *p.132*
副菜	いんげんのお浸し *variation* ゆでキャベツとグレープフルーツのもみ和え

	E (kcal)	P (g)	F (g)	C (g)	繊維 (g)	食塩 (g)
あさりとなすのスパゲッティ	336	13.8	6.9	53.4	4.0	2.0
豆腐とわかめのスープ	34	3.2	1.5	2.0	0.4	1.0
いんげんのお浸し	11	1.0	0.0	2.3	1.0	0.4

小児肥満

● 丸ごと食べられるわかさぎをマリネ にしました

主食	ごはん
主菜	わかさぎのマリネ *variation* さけのカレー風味焼き　p.133
副菜	とうがんのそぼろ煮 *variation* 刻み昆布とだいずの煮物　p.138
副菜	えだまめ *variation* こまつなのたらこ和え　p.136

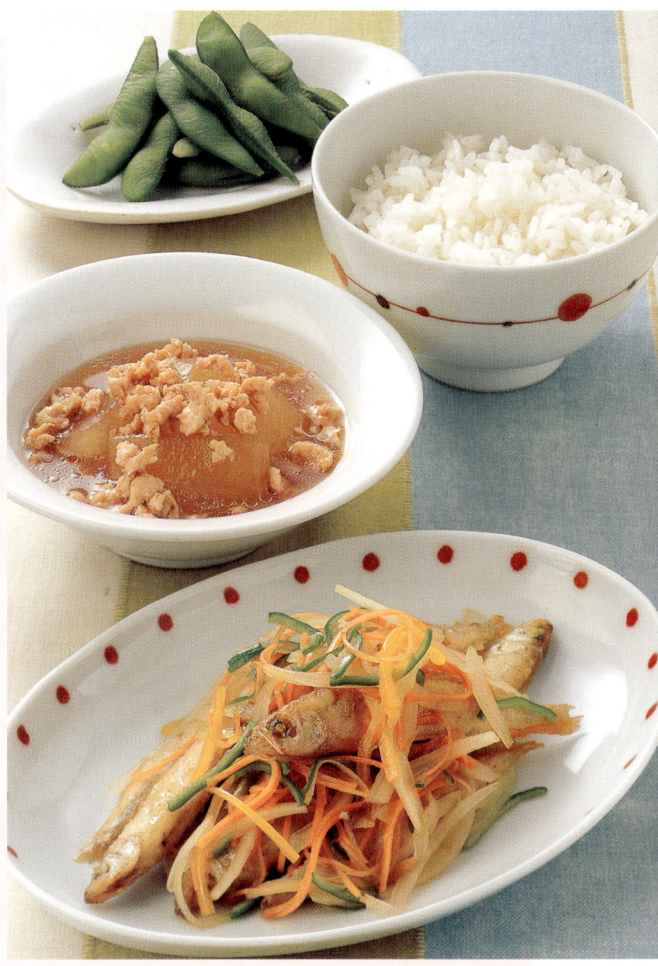

	E (kcal)	P (g)	F (g)	C (g)	繊維 (g)	食塩 (g)
ごはん	202	3.0	0.4	44.5	0.4	0.0
わかさぎのマリネ	190	11.5	8.4	15.6	1.0	0.6
とうがんのそぼろ煮	101	6.9	5.6	4.8	0.9	0.6
えだまめ	68	5.9	3.1	4.4	2.5	0.0

間食

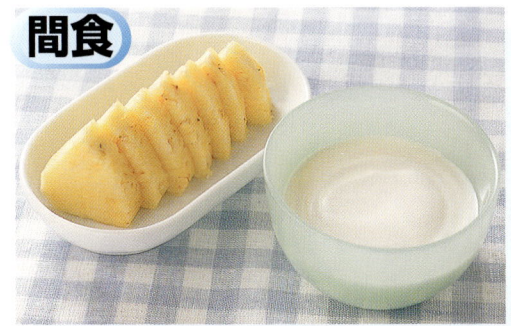

| 間食 | パインアップル
ヨーグルト
variation メロンくず　p.139 |

	E (kcal)	P (g)	F (g)	C (g)	繊維 (g)	食塩 (g)
パインアップル	36	0.4	0.1	9.4	1.1	0.0
ヨーグルト	60	3.9	0.2	10.7	0.0	0.2

食事計画献立例1

食事計画｜献立例 2　　1,500 kcal

朝は和風で，昼はパンの献立

朝

献　立	1人分材料・分量（目安量）	作り方
ごはん 主食	ごはん 120 g	
モロヘイヤ 納豆 主菜	モロヘイヤ 20 g 納豆 50 g しょうゆ 3 g	①モロヘイヤは洗って，熱湯で軽くゆでてしぼり，細かく切る。 ②①を納豆，しょうゆと混ぜる。
切干し だいこんの 炒め煮 副菜	切干しだいこん 10 g 焼き竹輪 20 g 油 2 g 水（適量） 酒 3 g しょうゆ 3 g 砂糖 2 g	①切干しだいこんはぬるま湯で戻し，3 cm位に切る。竹輪も縦半分にし，細く切る。 ②鍋に油を熱し，切干しだいこんと竹輪を炒める。 ③水を適量加え，中火で煮，調味料を加える。
のり 副菜	焼きのり 2 g	
オレンジ デザート	オレンジ 60 g	

昼

献　立	1人分材料・分量（目安量）	作り方
クロワッサン 主食	クロワッサン 45 g	
ほたてピザ風 主菜	ほたて貝柱 50 g 生しいたけ 10 g 　塩 0.3 g 　こしょう（少々） 　酒 8 g ほうれんそう 30 g アスパラガス 20 g トマト 50 g ナチュラルチーズ 10 g	①ほたては塩水で洗い，1/2の輪切りにする。しいたけは石づきをとり半分に切る。合わせて酒，塩，こしょうを振る。 ②ほうれんそうはゆでて水気をきり，4 cmの長さに切る。アスパラガスもゆでて3 cmの長さに切る。トマトは洗って薄切りにする。 ③耐熱皿に①を調味料ごと入れ，②を上にきれいに並べ，その上にチーズをのせ，オーブンで焼き色がつくまで焼く。
蒸し鶏サラダ 副菜	鶏肉（ささ身）40 g 酒 3 g きゅうり 30 g ピーマン 10 g にんじん 5 g マヨネーズ 6 g	①鶏ささ身は酒を振り，電子レンジで蒸す。熱いうちに細くさいておく。 ②きゅうり，ピーマン，にんじんは洗ってせん切りにする。 ③①と②を混ぜマヨネーズで和える。
牛乳 飲み物	牛乳 150 g	

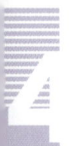

小児肥満

献立	1人分材料・分量（目安量）	作り方
夕 ごはん（主食）	ごはん 120 g	
なめこ汁（汁）	なめこ 15 g 絹ごし豆腐 40 g みそ 10 g だし汁 120 g	① 豆腐は食べやすい大きさに切る。 ② だし汁を温め、なめこ、豆腐を入れ、みそをだし汁の一部で溶かし火を止める。
牛肉の パン粉焼き（主菜）	牛肉（もも、脂なし） 50 g 　塩 0.5 g 　こしょう（少々） パセリ 0.5 g 小麦粉 4 g 卵 10 g パン粉 15 g 油 3 g サラダな 20 g ミニトマト 20 g	① 牛もも肉は適当な大きさに切り、塩、こしょうをしておく。パセリはみじん切りにしパン粉に混ぜておく。 ② 肉は、小麦粉、溶きたまご、パン粉の順につけ、おさえてパン粉をなじませる。 ③ フライパンに油を熱し、肉を両面こんがり焼く。 ④ 皿にサラダなを敷き、焼いた肉を盛り付け、ミニトマトを添える。
三色お浸し（副菜）	はくさい 20 g こまつな 20 g にんじん 10 g しょうゆ 4 g	① はくさい、こまつなはそれぞれゆでて水気をしぼる。はくさいは1cm幅、こまつなは3cm長さに切る。にんじんは短冊切りにし、かためにゆでる。 ② 食べる直前にしょうゆと和える。

献立	1人分材料・分量（目安量）	作り方
間食 ブルーベリーヨーグルト	プレーンヨーグルト 100 g 牛乳 30 g グラニュー糖 6 g ブルーベリー（生） 70 g	① ブルーベリーは洗って冷やしておく。 ② 材料をすべて合わせてミキサーにかけ、均一に混ざったら、グラスに盛り付ける。

1日の栄養量

	E(kcal)	P(g)	F(g)	C(g)	食物繊維(g)	食塩(g)
朝	426	17.1	8.0	71.9	8.3	1.4
昼	506	29.4	26.7	34.9	3.6	1.7
夕	458	21.4	12.3	63.1	3.6	2.7
間食	140	4.9	4.2	21.4	2.3	0.1
計	1,529	72.9	51.2	191.3	17.7	5.9

P：F：C　P 19.1　F 30.2　C 50.8　％

食事バランスガイド

「つ」(SV)　主食：1 2 3 4 5 6 7
副菜：1 2 3 4 5 6
主菜：1 2 3 4 5 6 7
牛乳・乳製品：4 3 2 1　果物：1 2

「つ」(SV)とはサービング（食事の提供量の単位）の略

食事計画献立例2

食事計画｜献立例 2　　　1,500 kcal

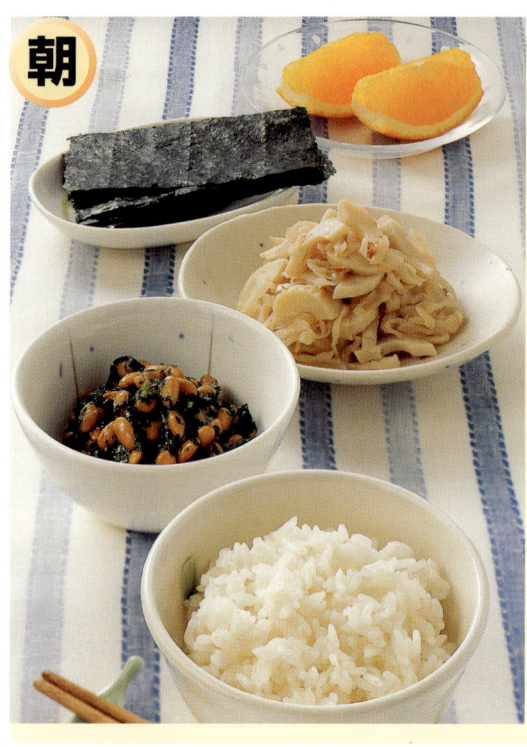

朝

●納豆はモロヘイヤを入れて食べやすく

主食	ごはん
主菜	モロヘイヤ納豆 *variation*　青菜入り厚焼たまご
副菜	切干しだいこんの炒め煮 *variation*　こんにゃくとにんにくの茎カレー炒め *p.138*
副菜	のり
デザート	オレンジ

	E (kcal)	P (g)	F (g)	C (g)	繊維 (g)	食塩 (g)
ごはん	202	3.0	0.4	44.5	0.4	0.0
モロヘイヤ納豆	110	9.4	5.1	7.6	4.5	0.4
切干しだいこんの炒め煮	83	3.3	2.5	11.8	2.1	0.9
のり	4	0.8	0.1	0.9	0.7	0.0
オレンジ	28	0.5	0.1	7.1	0.6	0.0

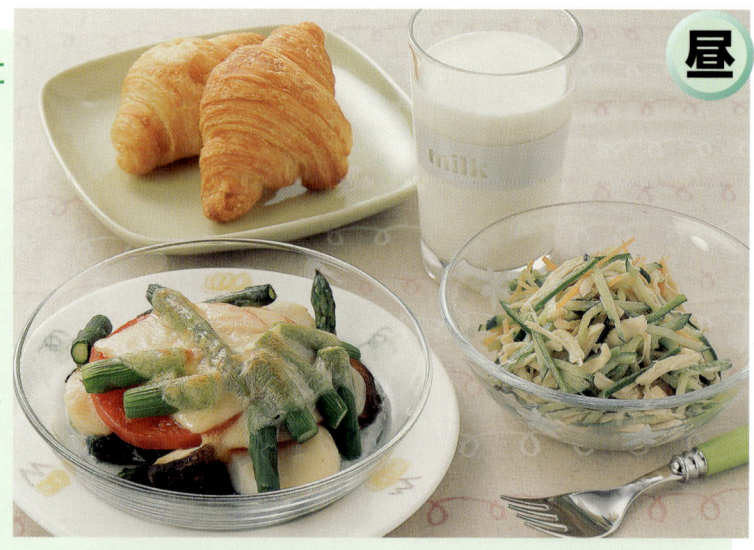

昼

●ピザ風の味も子どもに人気のメニューです

主食	クロワッサン
主菜	ほたてピザ風 *variation*　豆腐と菜の花の炒め物 *p.135*
副菜	蒸し鶏サラダ *variation*　ブロッコリーのレモンじょうゆ *p.137*
飲み物	牛乳

	E (kcal)	P (g)	F (g)	C (g)	繊維 (g)	食塩 (g)
クロワッサン	202	3.6	12.1	19.8	0.8	0.5
ほたてピザ風	108	11.2	4.1	5.7	2.1	0.9
蒸し鶏サラダ	96	9.7	4.9	2.2	0.7	0.2
牛乳	101	5.0	5.7	7.2	0.0	0.2

小児肥満

夕

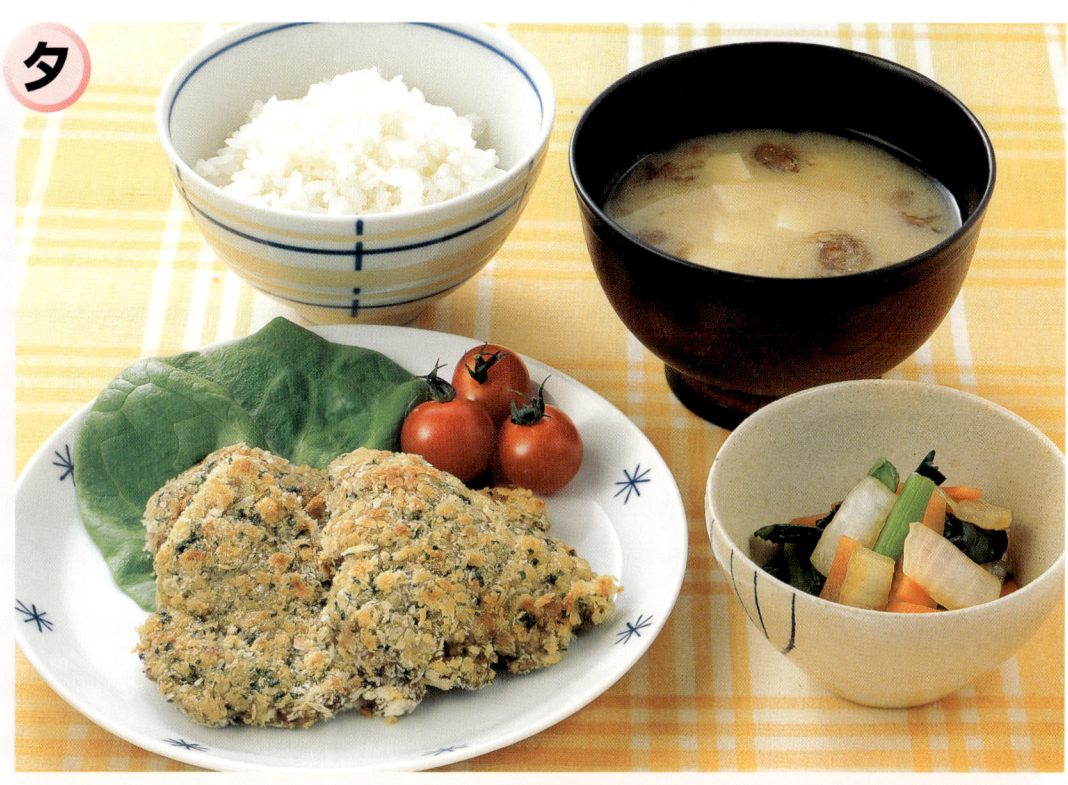

● 肉は揚げずにパン粉をつけて焼くことでカロリーダウン

	E (kcal)	P (g)	F (g)	C (g)	繊維 (g)	食塩 (g)
ごはん	202	3.0	0.4	44.5	0.4	0.0
なめこ汁	45	3.6	2.0	3.8	1.1	1.4
牛肉のパン粉焼き	199	14.0	9.9	12.3	1.2	0.7
三色お浸し	12	0.8	0.1	2.4	0.9	0.6

主食　ごはん

汁　なめこ汁
variation　ほうれんそうとえのきたけのみそ汁

主菜　牛肉のパン粉焼き
variation
豚肉とアスパラガスのオイスターソース
p.134

副菜　三色お浸し
variation　やまいもと絹さやの梅和え
p.138

間食

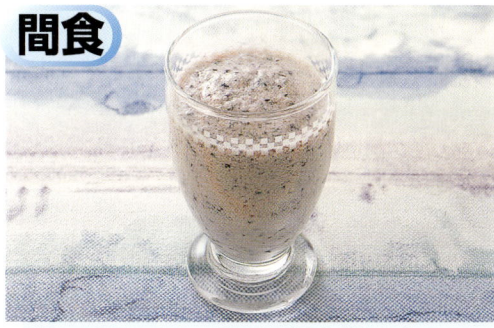

間食　ブルーベリーヨーグルト
variation　小倉ゼリー　*p.139*

	E (kcal)	P (g)	F (g)	C (g)	繊維 (g)	食塩 (g)
ブルーベリーヨーグルト	140	4.9	4.2	21.4	2.3	0.1

食事計画献立例2

食事計画 | 献立例 3　　1,500 kcal

時間があるときは野菜の料理を積極的に取り入れましょう

朝

献立	1人分材料・分量（目安量）	作り方
ロールパン 主食	ロールパン 60 g	
きのこと豆の スープ 汁	しめじ 20 g えのきたけ 20 g キャベツ 50 g だいず（水煮缶詰）30 g 固形コンソメ 0.5 g 塩 0.3 g こしょう（少々）	① しめじは小房に分ける。えのきたけは石づきをとり半分の長さに切る。キャベツは1cm幅に切る。 ② 水150gに固形コンソメを溶かし、だいず水煮を入れて煮る。キャベツ、きのこの順で入れ、中火で煮る。 ③ 塩、こしょうで味付けする。
ブロッコリー とかに缶の サラダ 副菜	ブロッコリー 40 g かに（缶詰）20 g マヨネーズ 6 g	① ブロッコリーは房に分け、かためにゆでる。 ② 皿にブロッコリーとかにを盛り、マヨネーズを添える。

昼

献立	1人分材料・分量（目安量）	作り方
鶏肉の 混ぜごはん 主食	ごはん 120 g 鶏肉（むね皮なし）40 g ひじき 1 g 油揚げ 5 g にんじん 10 g さやえんどう 5 g 酒 2 g 塩 0.6 g しょうゆ 2 g	① 鶏肉は細めのそぎ切り、ひじきは水で戻し、食べやすい大きさに切る。油揚げ、にんじんは細切り、さやえんどうはゆでて斜めの細切りにする。 ② 水100〜150gを沸かし、にんじん、鶏肉、戻したひじき、油揚げを入れ煮る。材料が軟らかくなったら酒、塩、しょうゆで味付けし汁気がなくなるまで煮る。 ③ 汁気をきった②とごはんを混ぜ、茶碗に盛り、上にさやえんどうを飾る。
ぎせい豆腐 主菜	木綿豆腐 50 g 卵 70 g にんじん 5 g 乾しいたけ 2 g グリンピース（ゆで）5 g だし汁（適量） しょうゆ 6 g 砂糖 3 g 油 3 g トマト 25 g かいわれだいこん 10 g	① 豆腐は水切りする。 ② にんじんはせん切り、乾しいたけは戻してせん切りにする。 ③ ②を少量のだし汁と、しょうゆ、砂糖で煮、しんなりしてきたら火からおろし冷ます。 ④ ③に①の豆腐をほぐし入れ、溶きたまご、グリンピースを入れ混ぜる。 ⑤ フライパンに油を引き、④を流し両面を焼く。出来上がったら適当な大きさに切り分ける。 ⑥ 皿に盛り、くし型切りのトマトと半分に切ったかいわれだいこんを盛り付ける。
いかと野菜の 中華和え 副菜	いか 20 g きゅうり 20 g セロリー 10 g 干しえび 2 g ごま油 1 g 砂糖 1 g しょうゆ 2 g 酢 2 g	① いかはゆでて拍子木切り、干しえびはぬるま湯で戻しておく。 ② セロリーは筋をとり短冊切り、きゅうりもセロリーに合わせて切る。 ③ 調味料（ごま油、砂糖、しょうゆ、酢）をよく混ぜる。 ④ ①、②、③を和える。

小児肥満

献立	1人分材料・分量（目安量）	作り方
夕 ごはん（主食）	ごはん 120 g	
さわらのケチャップ炒め（主菜）	さわら 70 g 塩 0.5 g 酒 5 g かたくり粉 6 g 油 3 g ケチャップ 8 g しょうゆ 3 g 砂糖 3 g	① さわらは切り身を3等分に切り，酒，塩を振る。 ② 数分後水気をふきとり，かたくり粉を薄くまぶす。 ③ フライパンに油を熱し，さわらの両面を焼く。 ④ ケチャップ，しょうゆ，砂糖を合わせ，さわらを調味する。
絹さやバター炒め（副菜）	さやえんどう 30 g 無塩バター 3 g こしょう（少々）	① さやえんどうは洗って筋をとる。 ② 鍋にバターを熱しさやえんどうを炒め，こしょうで味付けする。
かぶときゅうりの和え物（副菜）	かぶ 20 g きゅうり 20 g 生しいたけ 8 g 油揚げ 5 g 酢 4 g しょうゆ 2 g だし汁 5 g	① かぶときゅうりは縦半分にし，薄切りにし，塩（分量外）でもみ，しばらくしたら洗い水気をきる。 ② 生しいたけはさっと洗い，網かフライパンで焼く。油揚げも同様に焼き，それぞれ細切りにする。 ③ だし汁，酢，しょうゆを合わせ，①，②の材料と食べる直前に合わせる。
グレープフルーツ（デザート）	グレープフルーツ 100 g	

献立	1人分材料・分量（目安量）	作り方
間食 フルーツ杏仁	もも（缶詰）30 g キウイ 25 g 寒天 2.5 g 牛乳 60 g プレーンヨーグルト 60 g 砂糖 5 g りんごジュース 80 g いちご 15 g（1個）	① ももは薄いくし形切り，キウイはいちょう切りにする。 ② 寒天は水50gで煮溶かし，牛乳，ヨーグルト，砂糖を入れよく混ぜ，あら熱をとって口の広いグラスに流し冷やし固める。 ③ 器の中でひし形に切り目を入れてりんごジュースを注ぎ，②の牛乳かんを浮かす。 ④ いちごを切って飾る。

1日の栄養量

	E(kcal)	P(g)	F(g)	C(g)	食物繊維(g)	食塩(g)
朝	322	16.8	12.5	39.2	7.4	1.9
昼	519	32.0	16.4	57.7	3.7	2.7
夕	503	21.0	14.5	69.3	2.9	1.6
間食	176	4.8	4.2	31.1	1.3	0.1
計	1,520	74.6	47.7	197.3	15.2	6.3

P：F：C　P 19.6　F 28.2　C 52.1　%

食事バランスガイド

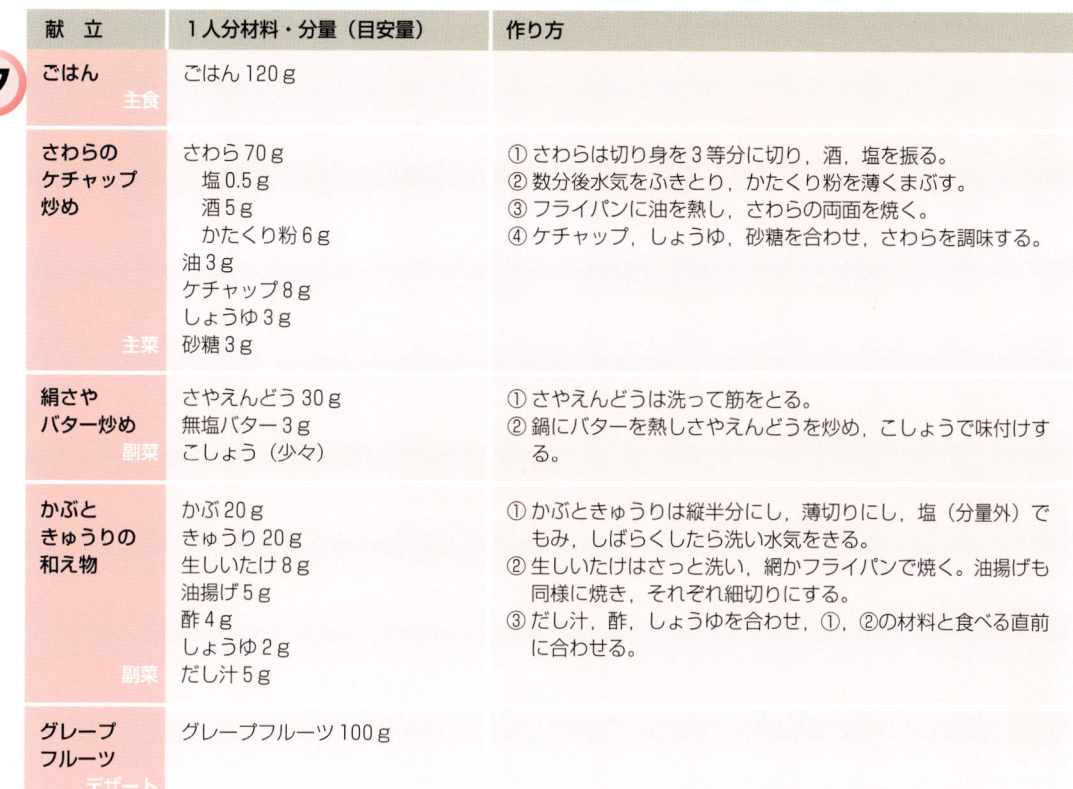

「つ」(SV)とはサービング（食事の提供量の単位）の略

食事計画献立例3

食事計画 | 献立例 3 1,500 kcal

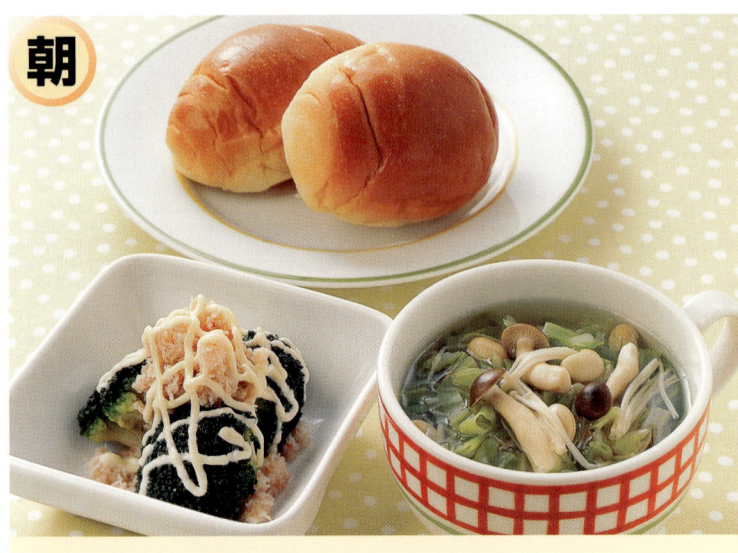

朝

● 朝は主菜と副菜をかねたボリュームあるスープで

- 主食　ロールパン
- 汁　きのこと豆のスープ
  variation はくさいみそスープ *p.132*
- 副菜　ブロッコリーとかに缶のサラダ
  variation ズッキーニのチーズ焼き

	E (kcal)	P (g)	F (g)	C (g)	繊維 (g)	食塩 (g)
ロールパン	190	6.1	5.4	29.2	1.2	0.7
きのこと豆のスープ	63	5.6	2.3	7.6	4.5	0.7
ブロッコリーとかに缶のサラダ	70	5.1	4.8	2.4	1.8	0.5

昼

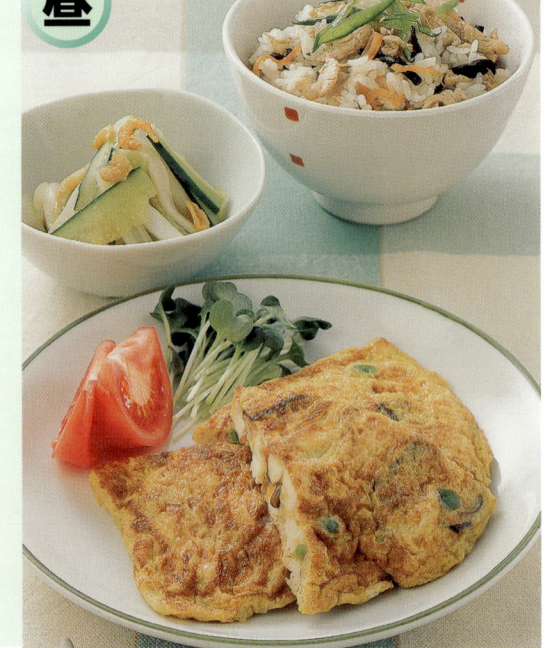

● 和え物はかみごたえのある食材で

- 主食　鶏肉の混ぜごはん
  variation さけ混ぜごはん *p.130*
- 主菜　ぎせい豆腐
  variation 韓国風たまご焼き *p.135*
- 副菜　いかと野菜の中華和え
  variation ほうれんそうときのこの和え物 *p.136*

	E (kcal)	P (g)	F (g)	C (g)	繊維 (g)	食塩 (g)
鶏肉の混ぜごはん	274	13.3	2.6	46.8	1.3	1.0
ぎせい豆腐	203	13.6	12.5	8.7	2.0	1.2
いかと野菜の中華和え	42	5.0	1.3	2.2	0.4	0.5

小児肥満

小児肥満

夕

● 苦手な魚もケチャップ味で食べやすく

- **主食** ごはん
- **主菜** さわらのケチャップ炒め
  variation かきのチーズピカタ　*p.133*
- **副菜** 絹さやバター炒め
- **副菜** かぶときゅうりの和え物
  variation にらともやしのサラダ　*p.137*
- **デザート** グレープフルーツ

	E (kcal)	P (g)	F (g)	C (g)	繊維 (g)	食塩 (g)
ごはん	202	3.0	0.4	44.5	0.4	0.0
さわらのケチャップ炒め	200	14.5	9.8	10.6	0.1	1.3
絹さやバター炒め	34	0.9	2.6	2.3	0.9	0.0
かぶときゅうりの和え物	30	1.7	1.7	2.4	0.9	0.3
グレープフルーツ	38	0.9	0.1	9.6	0.6	0.0

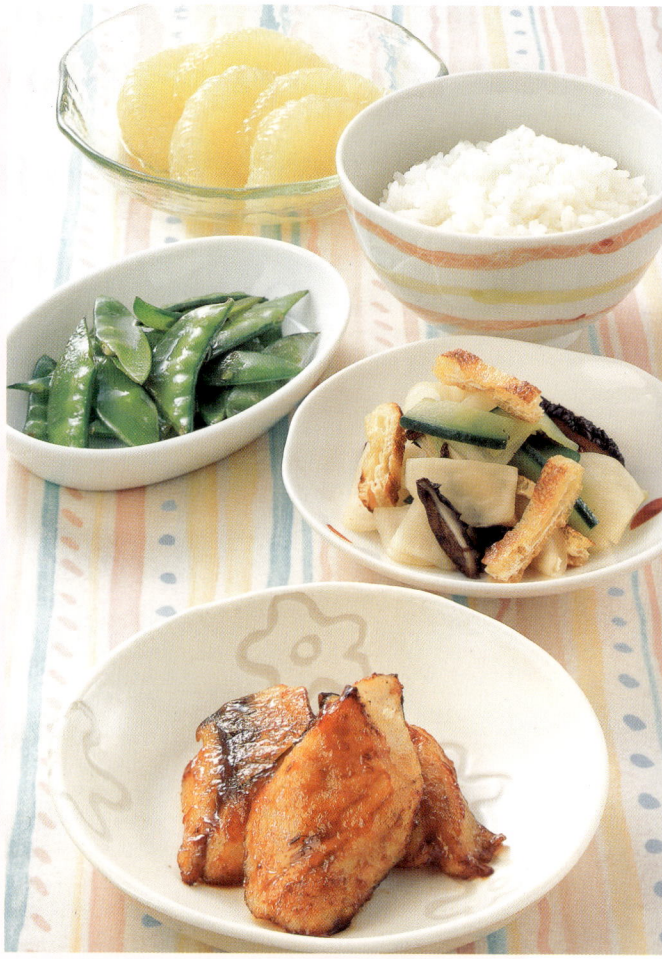

間食

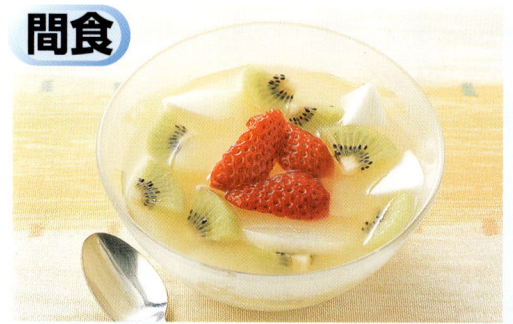

- **間食** フルーツ杏仁
  variation マーマレード フローズンヨーグルト　*p.139*

	E (kcal)	P (g)	F (g)	C (g)	繊維 (g)	食塩 (g)
フルーツ杏仁	176	4.8	4.2	31.1	1.3	0.1

組合せ料理例

主食

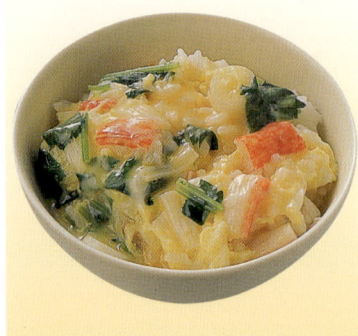

かにかまぼこの雑炊

材料・分量（目安量）

ごはん	120 g	切りみつば	8 g
かに風味かまぼこ	40 g	だし汁	150 g
長ねぎ	10 g	塩	0.5 g
卵	30 g		

作り方

① かに風味かまぼこは食べやすい大きさに切る。ねぎは小口切り，みつばは適当な大きさに刻む。
② ごはんはお湯で洗ってほぐしておく。
③ 鍋にだし汁を入れて火にかけ，煮立ったらねぎとかに風味かまぼこを入れてごはんを入れ少し煮，塩で調味する。
④ 卵をほぐし，③にまわし入れ火を止める。最後にみつばを加える。

E(kcal)	P(g)	F(g)	C(g)	繊維(g)	食塩(g)
292	12.4	3.8	49.3	0.8	1.6

●雑炊はボリューム感があるのでおすすめです。きのこやとろろ昆布やわかめを入れてもよいでしょう。

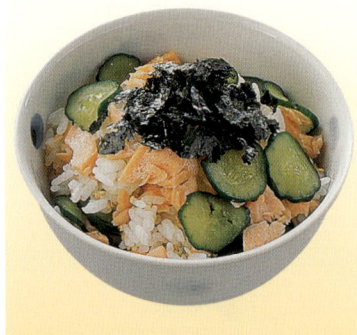

さけ混ぜごはん

材料・分量（目安量）

ごはん	120 g	白ごま	1 g
塩ざけ	30 g	のり	0.5 g
きゅうり	20 g		

作り方

① 塩ざけは焼いて骨や皮をとり，ほぐしておく。きゅうりは薄切りにして塩（分量外）でもみ，数分おいてから洗ってしぼる。のりは細く切るか，細かくもんでおく。
② ごはんに塩ざけときゅうり，白ごまを混ぜる。
③ 茶碗または皿に盛り付け，のりを上に散らす。

E(kcal)	P(g)	F(g)	C(g)	繊維(g)	食塩(g)
271	10.3	4.3	45.6	0.9	0.5

●子どもと一緒に作れる料理です。ぜひお手伝いをしてもらいましょう。

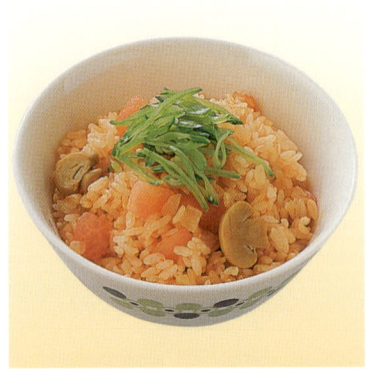

トマトライス

材料・分量（目安量）

ごはん	120 g	トマトピューレ	10 g
マッシュルーム（缶詰・スライス）		こしょう	（少々）
	10 g	塩	0.5 g
たまねぎ	20 g	トマト	20 g
バター	2 g	さやえんどう	6 g

作り方

① トマトは湯むきし，1.5 cm角に切る。さやえんどうはゆでて斜めせん切りにする。たまねぎはみじん切り。
② フライパンにバターを熱し，たまねぎを炒める。マッシュルーム，ごはんの順に炒め，塩，こしょうし，トマトピューレで味付けをする。最後にトマトを加え，全体になじむようにさっと混ぜる。
③ 器に盛り付け，さやえんどうを飾る。

E(kcal)	P(g)	F(g)	C(g)	繊維(g)	食塩(g)
235	4.1	2.1	49.0	1.6	0.6

●真っ赤な元気の出るごはんです。最後に加えるトマトは，つぶさないようにさっと混ぜます。

そうめんチャンプルー

材料・分量（目安量）

乾そうめん	60 g	大正えび	20 g
（ゆでて150 g）		油	3 g
キャベツ	40 g	酒	4 g
にんじん	15 g	塩	0.4 g
豚肉（もも）	30 g	こしょう	（少々）

作り方

① キャベツは1cm幅に切り，にんじんは細切り，豚もも肉は細切りにする。えびは背わたをとり3等分位に切る。
② そうめんをかためにゆでる。
③ フライパンに油を熱し，にんじん，キャベツ，豚もも肉，えびの順で炒める。ゆでたそうめんを加え，酒を振る。
④ 全体を混ぜ，塩，こしょうで調味する。

●具は冷蔵庫の中にあるものでアレンジしましょう。ほうれんそう，にら，たまねぎ，ピーマン，もやし，ハムや卵など。

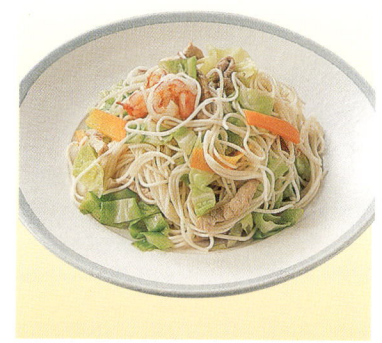

E(kcal)	P(g)	F(g)	C(g)	繊維(g)	食塩(g)
300	16.7	5.6	42.4	2.5	0.8

けんちんうどん

材料・分量（目安量）

うどん（ゆで）	150 g	油揚げ	5 g
鶏肉（むね皮なし）	40 g	切りみつば	5 g
だいこん	30 g	油	2 g
にんじん	15 g	だし汁	150 g
さつまいも	15 g	しょうゆ	7 g
こんにゃく	20 g		

作り方

① だいこん，にんじん，さつまいもはいちょう切り，こんにゃく，油揚げは薄切り，鶏肉は一口大よりやや小さめに切る。みつばは2cm位の長さに切る。
② 鍋に油を熱し，にんじん，だいこん，こんにゃく，さつまいも，鶏肉，油揚げを順に炒めていく。材料に十分に油が回ったら，だし汁を加えよく煮る。
③ しょうゆで味付けし，ゆでうどんをほぐし入れ煮る。
④ 器に盛りみつばを散らす。

●さつまいもが入ると甘い味になります。さつまいもはさといもやごぼうにかえてもおいしくできます。

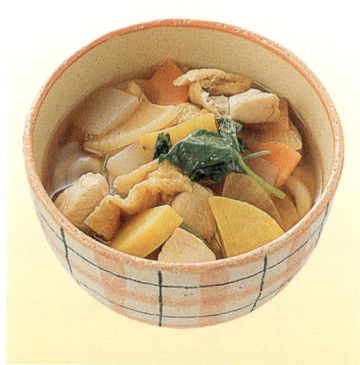

E(kcal)	P(g)	F(g)	C(g)	繊維(g)	食塩(g)
281	15.5	5.1	41.2	3.0	1.7

たまごとツナのオープンサンド

材料・分量（目安量）

食パン（6枚切り）	60 g	きゅうり	10 g
マーガリン	6 g	ツナ（缶詰）	15 g
卵	15 g	エンダイブ	8 g
トマト	15 g		

作り方

① 卵は固ゆでたまごにする。トマト，きゅうりは薄切り，エンダイブは洗って水気をきり食べやすい大きさに切る。
② 6枚切りのパンは軽くトーストし，4等分にカットし，マーガリンを塗る。
③ 1/4枚×2はトマト，きゅうり，ゆでたまごを彩りよくのせる。
④ もう一方は，エンダイブとツナを盛り付ける。

●普段使いの材料で，彩りよく華やかな食卓になります。

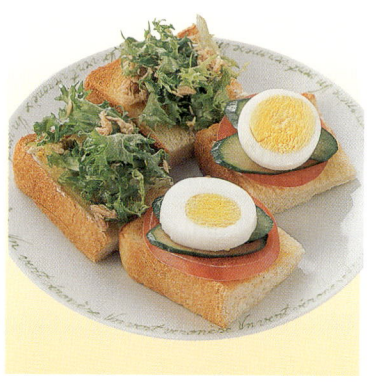

E(kcal)	P(g)	F(g)	C(g)	繊維(g)	食塩(g)
272	10.4	12.4	29.4	1.8	1.1

組合せ料理例

汁

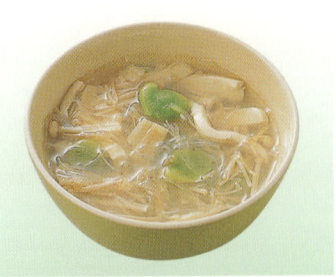

そらまめと豆腐のスープ

材料・分量（目安量）

そらまめ 30 g	ほたて貝柱（水煮缶詰）20 g	酒 5 g
はるさめ 8 g	ほたて貝柱（水煮缶詰）の汁	ごま油 1 g
えのきたけ 20 g	10 g	食塩 0.8 g
絹ごし豆腐 30 g	鳥がらだし 150 g	こしょう（少々）

作り方
① そらまめはうす皮をむき，半分に割る。はるさめは戻して食べやすい長さに切る。えのきたけは石づきをとり，半分に切る。豆腐はさいの目に切る。
② 鳥がらだしと酒，ほたて缶の汁を煮立て，①を入れ，4〜5分煮る。ほたて貝柱と豆腐を加えて，ひと煮立ちさせる。塩，こしょうで味を調え，ごま油をまわし入れる。
● そらまめのきれいなグリーンを味わいましょう。

E(kcal)	P(g)	F(g)	C(g)	繊維(g)	食塩(g)
125	10.9	2.5	14.0	1.9	1.1

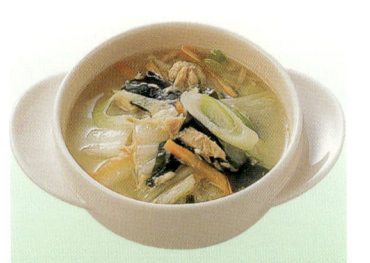

はくさいみそスープ

材料・分量（目安量）

はくさい 60 g	にんじん 10 g	みそ 6 g
ツナ（缶詰）40 g	長ねぎ 10 g	こしょう （少々）
カットわかめ 1 g	固形コンソメ 0.3 g	

作り方
① はくさいは大きくざく切り，ねぎは斜め切り，にんじんはせん切りにする。
② 鍋に水150 gと固形コンソメを入れ煮立て，にんじんとはくさいを入れて4分ほど煮る。
③ ねぎとカットわかめを入れみそを入れる。
④ 汁気をきったツナとこしょうを入れて温め，火を止める。
● ごはんにもパンにも合うので朝食におすすめです。

E(kcal)	P(g)	F(g)	C(g)	繊維(g)	食塩(g)
135	8.6	9.2	5.5	1.9	1.5

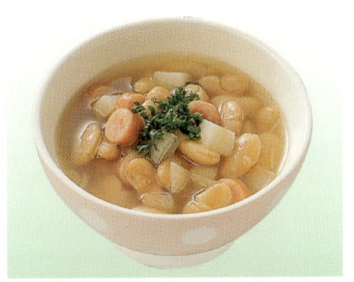

豆とウインナーのスープ

材料・分量（目安量）

いんげんまめ（缶詰）	じゃがいも 30 g	固形コンソメ 0.5 g
60 g	たまねぎ 20 g	黒こしょう （少々）
ウインナー 30 g	オリーブ油 2 g	パセリ 0.5 g

作り方
① じゃがいもは1 cmの角切り，たまねぎは粗いみじん切り，ウインナーは小口切り，パセリはみじん切りにする。
② オリーブ油でたまねぎを炒め，じゃがいも，ウインナー，まめの順に炒める。
③ 水150 gを加え，固形コンソメを加えて中火で煮る。
④ 黒こしょうを入れ味を調え，器に盛りパセリのみじん切りを散らす。
● 寒い時には，たまねぎを炒める時に小麦粉を5 g程度加えます。とろみが出て温まるスープになります。

E(kcal)	P(g)	F(g)	C(g)	繊維(g)	食塩(g)
232	9.8	11.2	23.1	8.7	0.8

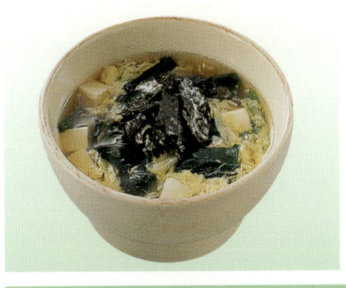

豆腐とたまごのふわふわスープ

材料・分量（目安量）

絹ごし豆腐 30 g	ほうれんそう 30 g	かたくり粉 3 g	酒 4 g
卵 25 g	鳥がらだし 150 g	しょうゆ 5 g	のり 0.5 g

作り方
① 絹ごし豆腐は，さいの目に切る。ほうれんそうは3 cm長さに切る。のりは細かくもんでおく。
② 鳥がらだしを温め，ほうれんそうと絹ごし豆腐を入れる。
③ 酒としょうゆで味付けし，かたくり粉を水溶きにし，汁に流し入れとろみをつける。
④ 火を強火にし，溶きたまごを汁を回しながら入れ，火を止め器に盛り，のりを散らす。
● かたくり粉を入れてから，卵を入れることでふわふわになります。

E(kcal)	P(g)	F(g)	C(g)	繊維(g)	食塩(g)
91	7.6	3.9	5.2	1.4	1.0

かじきのソテー野菜添え

材料・分量（目安量）

めかじき	70 g	きゅうり	25 g
しょうゆ	4 g	青じそ	1 g
こしょう	(少々)	油	2 g
レタス	10 g	無塩バター	2 g

作り方
① かじきは食べやすいようにたて長に切り，しょうゆ，こしょうをまぶして10分程度おく。
② レタス，きゅうり，青じそは洗ってそれぞれをせん切りにし，合わせて皿に敷く。
③ フライパンに油を熱し，かじきを中火で両面焼き色がつくまで焼く。仕上げにバターを落とす。
④ ②の上にかじきを盛り付ける。

●かじきは子どもにも食べやすい魚です。お弁当のおかずにもよい。

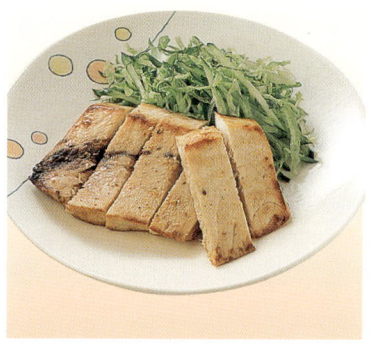

E(kcal)	P(g)	F(g)	C(g)	繊維(g)	食塩(g)
140	13.5	8.4	1.6	0.5	0.7

さけのカレー風味焼き

材料・分量（目安量）

さけ	80 g	油	4 g
塩	0.6 g	サラダな	10 g
小麦粉	8 g	ミニトマト	20 g
カレー粉	1 g		

作り方
① さけは食べやすいようにいくつかに切り分け，塩で下味をする。
② 小麦粉とカレー粉を混ぜ，さけに薄くまぶし，175℃の揚げ油で1～2分カリッと揚げる。
③ 皿にサラダなを敷き，さけを盛り付けミニトマトを添える。

●ミニトマトの代わりに好みでトマトケチャップを用意し，つけて食べてもおいしい。

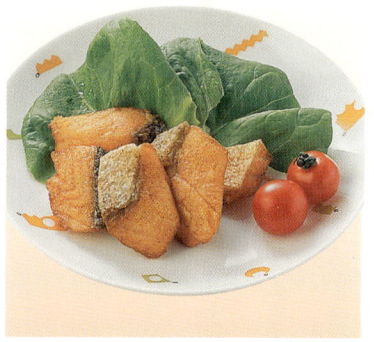

E(kcal)	P(g)	F(g)	C(g)	繊維(g)	食塩(g)
184	19.0	7.6	8.4	1.0	0.8

かきのチーズピカタ

材料・分量（目安量）

かき	80 g	卵	20 g
こしょう	(少々)	ミニトマト	30 g
小麦粉	10 g	無塩バター	6 g
パルメザンチーズ	15 g		

作り方
① かきは薄い塩水で洗い，水気をきり，こしょうを振る。卵はほぐす。
② かきに小麦粉を薄くまぶし，卵をからめ，粉チーズをまぶす。
③ 2/3量のバターをフライパンに熱し，ミニトマトをさっと炒め皿にとりだす。
④ 残りのバターを加え，かきを両面カリッと中火で焼き，炒めたトマトと合わせて盛り付ける。

●かきは栄養価が高いですが，苦手な子どもも多いです。チーズと卵の衣で食べやすくします。

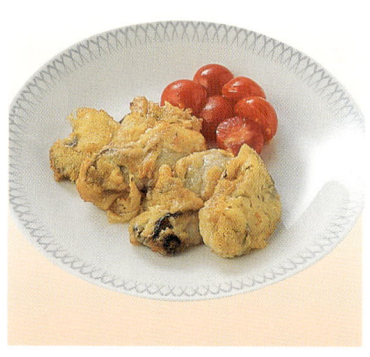

E(kcal)	P(g)	F(g)	C(g)	繊維(g)	食塩(g)
241	15.5	13.0	13.9	0.7	1.7

組合せ料理例

主菜

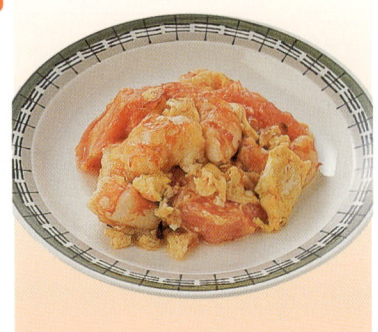

えびとトマトのたまご炒め

材料・分量（目安量）

大正えび	70 g	卵	20 g
酒	2 g	オリーブ油	3 g
しょうが汁	3 g	塩	0.5 g
かたくり粉	4 g	こしょう	（少々）
トマト	80 g	砂糖	2 g
長ねぎ	5 g	酒	4 g

作り方

① えびは背わたをとり，2等分に切り，酒，しょうが汁に数分漬ける。水気をきり，かたくり粉をまぶす。
② トマトは皮をむいてくし型に切る。ねぎは斜め切りにしておく。
③ フライパンにオリーブ油を熱し，ねぎを炒め，香りが出たらえびを入れ，えびの色が変わったらトマトを入れ，酒，砂糖，塩，こしょうで味付けする。
④ 溶きたまごを流し入れ，全体を軽く混ぜ火を止める。
● 卵の黄色とえびとトマトの赤がきれいな炒め物です。トマトを入れてから炒めすぎないことがポイントです。

E(kcal)	P(g)	F(g)	C(g)	繊維(g)	食塩(g)
169	18.3	5.4	9.9	1.0	0.9

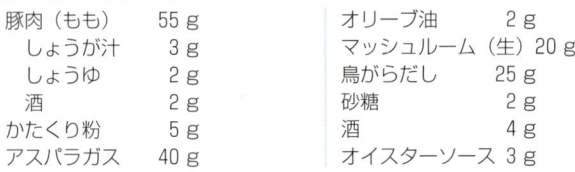

豚肉とアスパラガスのオイスターソース

材料・分量（目安量）

豚肉（もも）	55 g	オリーブ油	2 g
しょうが汁	3 g	マッシュルーム（生）	20 g
しょうゆ	2 g	鳥がらだし	25 g
酒	2 g	砂糖	2 g
かたくり粉	5 g	酒	4 g
アスパラガス	40 g	オイスターソース	3 g

作り方

① 豚もも肉は3cm幅に切ってしょうが汁としょうゆ，酒に漬けておく。
② アスパラガスはかためにゆで4cm位に斜めに切る。マッシュルームは石づきをとり半分～1/4に切る。
③ 豚肉にかたくり粉をまぶし，フライパンにオリーブ油を熱し，よく焼き，マッシュルームとアスパラガスを加える。
④ だしと酒，砂糖を加え，最後にオイスターソースを入れて味を調える。
● アスパラガスはゆでても，電子レンジ加熱でもOK。

E(kcal)	P(g)	F(g)	C(g)	繊維(g)	食塩(g)
148	14.2	5.5	9.3	1.2	0.7

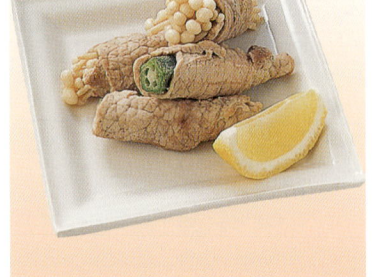

豚肉の野菜巻きレンジ蒸し

材料・分量（目安量）

豚肉（もも）	80 g	オクラ	20 g
塩	0.6 g	えのきたけ	30 g
黒こしょう	（少々）	レモン	15 g

作り方

① 豚もも肉はバットに広げ，塩，こしょうする。
② オクラは両端を切り落とし，豚肉1枚に2本のせて巻く。
③ えのきたけは石づきをとり，豚肉に1/2量ずつ巻く。
④ ②と③は巻き終わりを下にし，耐熱皿に並べラップをかけ，2分30秒～3分レンジにかける。
⑤ 器に盛ってレモンを切って添える。

● 油を使わずに調理できます。中の具は，えのき以外のきのこでもよいです。

E(kcal)	P(g)	F(g)	C(g)	繊維(g)	食塩(g)
139	18.6	5.0	5.6	2.9	0.7

鶏ささ身くるみみそ

材料・分量（目安量）

鶏肉（ささ身）	70 g	くるみ（いり）	8 g
酒	3 g	みそ	7 g
塩	0.4 g	砂糖	3 g
かたくり粉	6 g	酒	4 g
ブロッコリー	70 g	水	5 g

作り方
① くるみはアルミ箔に包んでトースターでローストし，冷まして刻む。
② みそと砂糖，酒，水を合わせて温め①を混ぜる。
③ ささ身は食べやすい大きさにそぎ切りし，酒と塩をし，かたくり粉をまぶし，沸騰した湯でゆで，冷水にとる。
④ ブロッコリーは小房に分けてゆでる。
⑤ ささ身とブロッコリーをくるみみそで和える。

● ささ身の代わりに豚肉のしゃぶしゃぶ用でもよい。ブロッコリーの代わりにキャベツやきゅうりでもよい。

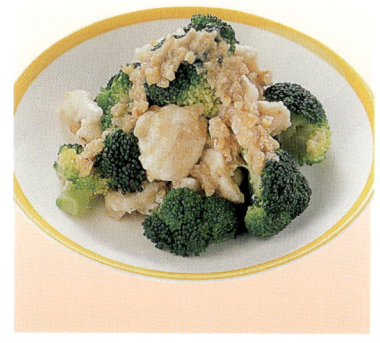

E(kcal)	P(g)	F(g)	C(g)	繊維(g)	食塩(g)
202	21.2	6.8	14.2	4.0	1.4

韓国風たまご焼き

材料・分量（目安量）

あさり（水煮缶詰）	20 g	小麦粉	3 g
にら	20 g	うすくちしょうゆ	2 g
赤ピーマン	10 g	ごま油	2 g
卵	50 g		

作り方
① あさりは缶汁をよくきる。にらは3cmの長さに，赤ピーマンは細切りにする。
② ボウルに①を入れて小麦粉を全体にまぶし，溶きたまごとうすくちしょうゆを加え混ぜる。
③ フライパンにごま油を熱し，②を薄く流し，両面を焼く。

● あさりとたまごと緑黄色野菜，色がきれいで鉄分もたっぷりです。

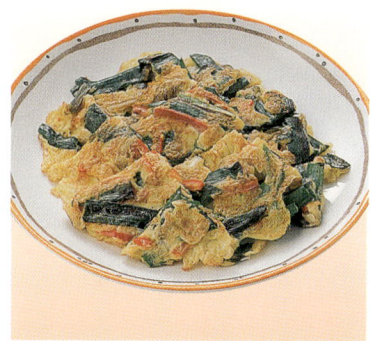

E(kcal)	P(g)	F(g)	C(g)	繊維(g)	食塩(g)
136	11.0	7.7	4.5	0.8	0.7

豆腐と菜の花の炒め物

材料・分量（目安量）

木綿豆腐	80 g	油	2 g
菜の花	50 g	塩	0.6 g
長ねぎ	20 g	しょうゆ	2 g
竹輪	20 g	かつお節	1.5 g

作り方
① 豆腐はペーパータオルを敷いた耐熱皿に大まかに割って入れ，電子レンジで1～2分加熱し，水切りをする。
② 菜の花は洗ってかためにゆで，3～4cm長さに切る。ねぎ，竹輪は斜め薄切りにする。
③ 油でねぎを炒め，豆腐を炒め塩を振る。
④ 菜の花と竹輪を加え炒め，しょうゆで味付けし，最後にかつお節を加え混ぜる。

● 木綿豆腐の水切りを十分行うのが，この料理のポイントです。

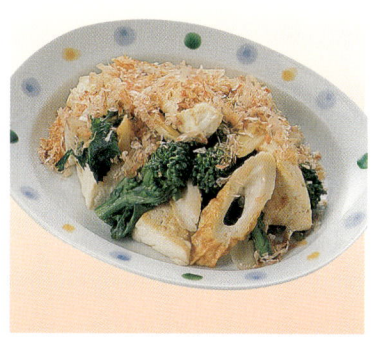

E(kcal)	P(g)	F(g)	C(g)	繊維(g)	食塩(g)
129	11.3	5.9	8.5	2.9	1.3

組合せ料理例

副菜

ズッキーニのチーズ焼き

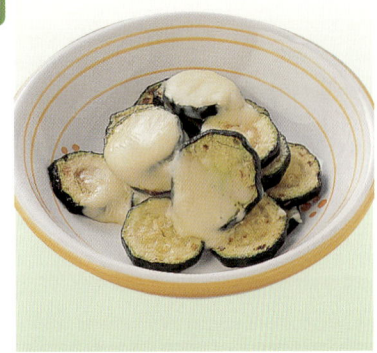

材料・分量（目安量）

ズッキーニ	80 g	プロセスチーズ	10 g
塩	0.3 g	オリーブ油	2 g
こしょう	（少々）		

作り方

① ズッキーニは5mm幅の輪切りにし，塩，こしょうする。
② フライパンにオリーブ油を熱し，ズッキーニを炒める。ズッキーニに火が通ったら上にチーズをのせ，からめるようにする。

E(kcal)	P(g)	F(g)	C(g)	繊維(g)	食塩(g)
64	3.3	4.7	2.4	1.0	0.6

● スナック感覚で食べられる副菜です。

こまつなのたらこ和え

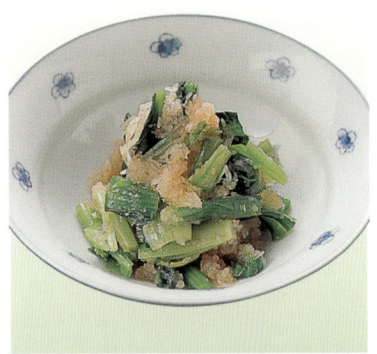

材料・分量（目安量）

こまつな	60 g	たらこ	15 g
しょうゆ	3 g	だいこん（おろし）	40 g

作り方

① こまつなは色よくゆで，水気をきり3cm位に切り，しょうゆをかけておく。
② たらこは袋からほぐし，汁気をきり軽くしぼっただいこんおろしと混ぜる。
③ 食べる食前に①と②を合わせる。

E(kcal)	P(g)	F(g)	C(g)	繊維(g)	食塩(g)
39	4.9	0.9	3.4	1.7	1.1

● たらこは好みで明太子にしてもよい。

ほうれんそうときのこの和え物

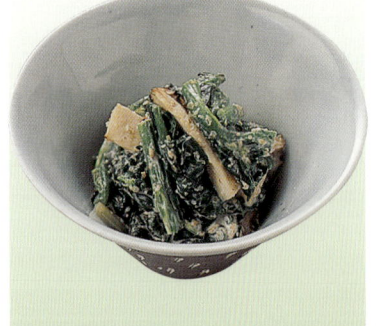

材料・分量（目安量）

ほうれんそう	40 g	プレーンヨーグルト	4 g
エリンギ	20 g	しょうゆ	3 g
マヨネーズ	4 g	白すりごま	2 g

作り方

① ほうれんそうはゆでて冷水にとり，しぼって3cm位に切る。
② エリンギは石づきをとり，一口大に切り，網かトースターで焼く。
③ マヨネーズ，ヨーグルト，しょうゆ，白すりごまを混ぜ，食べる直前に①と②を混ぜる。

E(kcal)	P(g)	F(g)	C(g)	繊維(g)	食塩(g)
58	2.4	4.5	3.8	2.2	0.5

● エリンギは食べごたえのあるきのこです。しめじや生しいたけでもよい。

ブロッコリーのレモンじょうゆ

材料・分量（目安量）

| ブロッコリー | 50 g | しょうゆ | 3 g |
| ボンレスハム | 10 g | レモン果汁 | 3 g |

作り方
① ブロッコリーは熱湯でゆでる。ハムは短冊切りにする。
② しょうゆとレモン果汁を合わせる。
③ ブロッコリーとハム，②を食べる直前に合わせる。

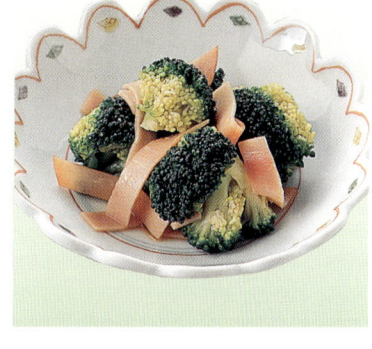

●ブロッコリーは茎の部分も皮を厚めにむき，ゆでて花の部分と合わせて使いましょう。

E(kcal)	P(g)	F(g)	C(g)	繊維(g)	食塩(g)
31	4.3	0.7	3.3	2.2	0.8

かぶのクリーム煮

材料・分量（目安量）

かぶ	70 g	小麦粉	4 g
かぶの葉	20 g	牛乳	80 g
たまねぎ	20 g	塩	0.5 g
無塩バター	4 g	こしょう	(少々)

作り方
① かぶは一口大に切る。葉はゆでてしぼり，3cm位に切る。たまねぎは薄切りにする。
② バターでたまねぎを炒め，しんなりしたら小麦粉を振り入れさらに炒める。人肌に温めた牛乳を加えて弱火でとろりとするまで煮る。
③ かぶを加えてかきまぜながら煮，葉を加え，塩，こしょうで調味する。

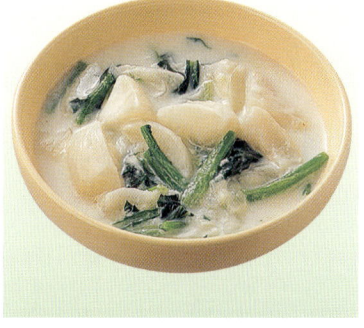

●やさしい味の副菜です。乳製品は食塩量が少なくてすみます。

E(kcal)	P(g)	F(g)	C(g)	繊維(g)	食塩(g)
124	4.1	6.5	12.7	2.1	0.6

にらともやしのサラダ

材料・分量（目安量）

にら	30 g	カレー粉	1 g
大豆もやし	30 g	塩	0.5 g
酢	4 g	砂糖	2 g
ごま油	2 g		

作り方
① にらは3cm位に切り，熱湯をさっとくぐらせ水気をしぼる。大豆もやしもかためにゆでる。
② 酢，ごま油，カレー粉，塩，砂糖を合わせる。
③ 食べる直前に①と②を混ぜる。

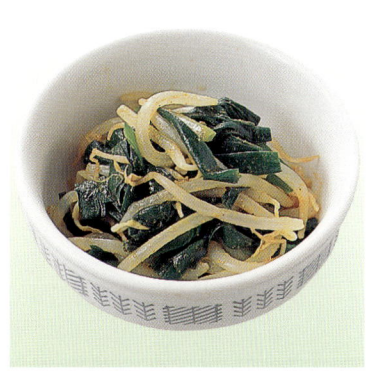

●野菜と調味料は混ぜておくと水気が出てきます。食べる直前に合わせるようにしましょう。

E(kcal)	P(g)	F(g)	C(g)	繊維(g)	食塩(g)
49	1.8	2.7	4.6	1.9	0.5

組合せ料理例

副菜

やまいもと絹さやの梅和え

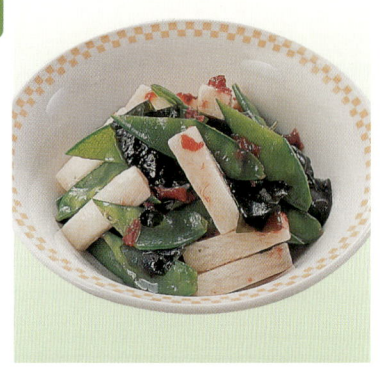

材料・分量（目安量）

ながいも	40 g	梅干し	4 g
さやえんどう	30 g	はちみつ	2 g
カットわかめ	1 g	しょうゆ	1 g

作り方

① ながいもは皮をむいて酢水につけ，拍子木切りにする。さやえんどうは筋を除いてさっとゆでる。わかめは戻して食べやすく切っておく。
② 梅干しは種をとり，細かくたたき刻み，はちみつとしょうゆでのばす。
③ ①の材料の水気をよくきり，まずながいもと②を混ぜる。なじんだらさやえんどうとわかめも和える。

E(kcal)	P(g)	F(g)	C(g)	繊維(g)	食塩(g)
46	2.1	0.2	10.3	1.8	1.3

●梅干しをはちみつでのばすことで，食べやすいすっぱさに。

刻み昆布とだいずの煮物

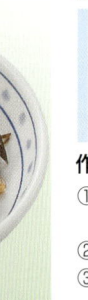

材料・分量（目安量）

刻み昆布	6 g	酒	6 g
長ねぎ	8 g	しょうゆ	4 g
だいず（水煮缶詰）	30 g	オイスターソース	2 g
さくらえび	3 g	鳥がらだし	50〜80 g
ごま油	2 g		

作り方

① 刻み昆布は水で戻し，食べやすい大きさに切る。ねぎは粗くみじん切りにする。
② 酒，しょうゆ，オイスターソース，鳥がらだしを合わせておく。
③ 鍋にごま油を熱し，①のねぎを炒め，香ばしくなったらさくらえびとだいずを加え②の調味液を加える。
④ 刻み昆布を加え，弱火で汁がほぼなくなるまで煮る。

E(kcal)	P(g)	F(g)	C(g)	繊維(g)	食塩(g)
94	7.4	4.3	6.6	4.6	2.0

●食物繊維たっぷりの満足感の一品。オイスターソースでこくをだしました。

こんにゃくとにんにくの茎カレー炒め

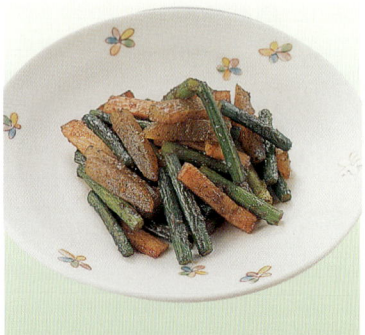

材料・分量（目安量）

こんにゃく	30 g	ウスターソース	12 g
茎にんにく	25 g	カレー粉	0.8 g
ボンレスハム	10 g	ごま油	2 g

作り方

① こんにゃく，ボンレスハムは細切りに，にんにくの茎は3cm位の長さに切る。
② ごま油で，にんにくの茎，こんにゃく，ボンレスハムの順で炒める。
③ ウスターソースとカレー粉を混ぜ，②を調味する。

E(kcal)	P(g)	F(g)	C(g)	繊維(g)	食塩(g)
62	2.6	2.6	7.7	2.0	1.0

●にんにくの茎はかみごたえがある食材です。炒め物などに使用し，かみごたえアップをはかりましょう。

小倉ゼリー

材料・分量（目安量）

ゆであずき（缶詰）	50 g	ゼラチン	2 g
牛乳	70 g	水	25 g

作り方
① ゼラチンは水にしとらせ，湯せんか電子レンジで加熱し溶かしておく。
② ①に牛乳を泡立て器でかき混ぜながら少しずつ加え，あずきを加える。
③ 底に氷水を当て，混ぜながらとろみがつくまで冷やし，流し型に入れて冷蔵庫で冷やし固める。

● 流し型がなければガラスの器などに流してもよいです。

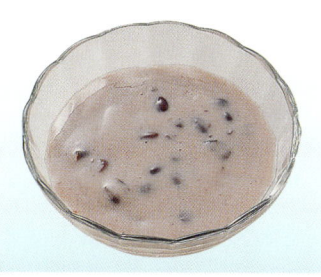

E(kcal)	P(g)	F(g)	C(g)	繊維(g)	食塩(g)
163	6.3	2.9	28.0	1.7	0.2

マーマレードフローズンヨーグルト

材料・分量（目安量）

プレーンヨーグルト	60 g	グラニュー糖	5 g
ホイップクリーム	20 g	パルスイート	5 g
		オレンジマーマレード	15 g

作り方
① ボウルに生クリームとグラニュー糖・パルスイートを合わせてヨーグルトと同じかたさに泡立てる。
② ①にマーマレードを加える。
③ ヨーグルトと②をあわせ，流し型に入れて冷凍庫で冷やし固める。好みの大きさに切って器に盛り付ける。

● マーマレードは低糖のものの方が低エネルギーの上，さっぱりします。

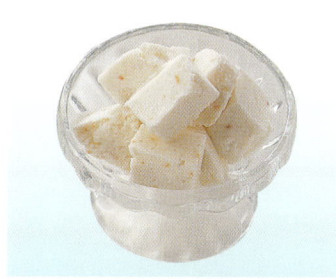

E(kcal)	P(g)	F(g)	C(g)	繊維(g)	食塩(g)
168	3.0	9.1	23.6	0.2	0.1

メロンくず

材料・分量（目安量）

メロン	40 g	くず粉	15 g	パルスイート	12 g
レモン	10 g	グラニュー糖	8 g	水	120 g

作り方
① メロンは小さいスプーンでくり抜き，レモンはいちょう切りにする。
② 鍋にくず粉とグラニュー糖・パルスイートを入れ水を少しずつ加えながらよく混ぜる。とろみがついてきたら弱火にし透明になるまで練る。
③ 沸騰してきたら火からおろし，メロンとレモンを加え，あら熱がとれたら冷蔵庫で冷やす。
④ スプーンですくって盛り付ける。

● メロンはスイカでもよい。ミントなどを飾ると涼しげです。

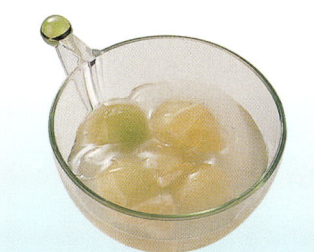

E(kcal)	P(g)	F(g)	C(g)	繊維(g)	食塩(g)
105	0.6	0.1	38.1	0.7	0.0

いもけんぴ

材料・分量（目安量）

さつまいも	70 g	はちみつ	5 g
油	5 g	シナモン	(少々)
		ごま	2 g

作り方
① さつまいもは5mm角位の棒状に切って水にさらし，あくを抜く。クッキングペーパーでよく水気をふく。
② 180℃の油で①を揚げ，はちみつとシナモンを混ぜたものにからめ，ごまをふる。

● 市販のスナック菓子の代わりに。ただし食べすぎには要注意。

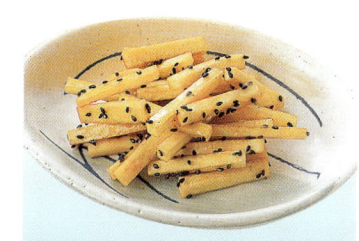

E(kcal)	P(g)	F(g)	C(g)	繊維(g)	食塩(g)
165	1.3	6.2	26.4	1.9	0.0

料理さくいん

（デ間⇒デザート・間食，飲み物・その他を示す）

ごはん・パン・めん類（穀類）

■ごはん類
- いわしの蒲焼き丼 主食 ……… 100
- かにかまぼこの雑炊 主食 ……… 130
- かにずし 主食 ……… 31
- カレーピラフ 主食 ……… 30
- さけごはん 主食 ……… 26
- さけ混ぜごはん 主食 ……… 130
- さやいんげんの三色丼 主食 ……… 101
- 炊き込みごはん 主食 ……… 76
- 炊き込みごはんの菜めし 主食 ……… 30
- 玉子丼もどき 主食 ……… 76
- 炒飯 主食 ……… 18
- トマトライス 主食 ……… 130
- 鶏肉の混ぜごはん 主食 ……… 126
- パエリア 主食 ……… 100
- ハヤシライス 主食 ……… 68
- ビビンバ 主食 ……… 93
- ほうれんそうのミニ三色丼 主食 ……… 26
- 野菜とあさり雑炊 主食 ……… 31

■パン類
- たまごとツナのオープンサンド 主食 ……… 131
- チーズトーストとジャムトースト 主食 ……… 101
- ハンバーガー 主食 ……… 88
- フレンチトースト 主食 ……… 96
- パンプディング デ間 ……… 97

■めん類
- あさりとなすのスパゲッティ 主食 ……… 118
- あさりの焼きうどん 主食 ……… 22
- あんかけ焼きビーフン 主食 ……… 30
- けんちんうどん 主食 ……… 131
- 五目焼きそば 主食 ……… 100
- ジャージャー麺 主食 ……… 101
- スパゲッティナポリタン 主食 ……… 72
- スパゲッティミートソース 主食 ……… 96
- そうめんチャンプルー 主食 ……… 131

■その他
- 雑煮 主食 ……… 31
- お好み焼き デ間 ……… 107
- 五平もち風 デ間 ……… 42
- ひえ粉のおもゆ 離乳食 ……… 44

いも類

■さつまいも
- いもけんぴ デ間 ……… 139
- いもようかん デ間 ……… 41
- さつまいもとりんごの重ね煮 デ間 ……… 19
- さつまいものオレンジジュース煮 デ間 ……… 43
- さつまいものミルク煮 デ間 ……… 93
- さつまいも汁粉 デ間 ……… 42
- スイートポテト デ間 ……… 89
- ふかしいも デ間 ……… 22

■さといも
- さといものみそ汁 汁 ……… 92
- さといもと野菜の煮物 副菜 ……… 26
- さといものヨーグルトサラダ 副菜 ……… 106

■じゃがいも
- じゃがいもとあさりのべっこう炒め 主菜 ……… 104
- スペイン風オムレツ 主菜 ……… 88
- ポテトグラタン 主菜 ……… 36
- じゃがいものみそ汁 汁 ……… 102
- じゃがいもとひじきのサラダ 副菜 ……… 38
- じゃがいものニース風 副菜 ……… 96
- ポテトサラダ 副菜 ……… 106
- じゃがいもおやき デ間 ……… 43
- じゃがいもピザ デ間 ……… 78
- じゃがいも団子 離乳食 ……… 44

■やまのいも
- ながいもの青じそ揚げ 副菜 ……… 77
- やまいもと絹さやの梅和え 副菜 ……… 138

■こんにゃく・はるさめ
- 糸こんにゃくのハンバーグ風 主菜 ……… 73
- こんにゃくとにんにくの茎カレー炒め 副菜 ……… 138
- こんにゃくの白和え 副菜 ……… 89
- はるさめスープ 汁 ……… 32

豆・大豆製品

■だいず
- きのこと豆のスープ 汁 ……… 126
- そらまめと豆腐のスープ 汁 ……… 132
- 豆腐スープ 汁 ……… 73
- 豆腐とたまごのふわふわスープ 汁 ……… 132
- 豆腐とねぎのスープ 汁 ……… 19
- 豆腐とわかめのスープ 汁 ……… 118
- 豆腐とわかめのみそ汁 汁 ……… 68
- がんもどきとほうれんそうの煮物 主菜 ……… 104
- ぎせい豆腐 主菜 ……… 126
- 家常豆腐 主菜 ……… 103
- 豆腐と菜の花の炒め物 主菜 ……… 135
- 豆腐のうすくず煮 主菜 ……… 36
- 鶏ひき肉と野菜のいり豆腐 主菜 ……… 92
- 納豆のおかか和え 主菜 ……… 18
- 生揚げの煮物 主菜 ……… 27
- 豚ひき肉とたまねぎのいり豆腐 主菜 ……… 36
- モロヘイヤ納豆 主菜 ……… 122
- 刻み昆布とだいずの煮物 副菜 ……… 138
- 五目豆 副菜 ……… 97
- おからのチーズケーキ デ間 ……… 107
- 納豆生春巻き デ間 ……… 43

■あずき・その他
- 小倉ゼリー デ間 ……… 139
- 抹茶あずきミルク デ間 ……… 108
- 豆とウインナーのスープ 汁 ……… 132

野菜類

■アスパラガス・オクラ
- 豚肉とアスパラガスのオイスターソース 主菜 ……… 134
- アスパラガスのサラダ 副菜 ……… 88
- オクラととろろ昆布のおすまし 汁 ……… 23

■かぶ
- かぶのみそ汁 汁 ……… 18
- かぶときゅうりの和え物 副菜 ……… 127
- かぶのいり煮 副菜 ……… 37
- かぶのクリーム煮 副菜 ……… 137

■かぼちゃ
- かぼちゃの和風ポタージュ 汁 ……… 32
- かぼちゃの炒め煮 副菜 ……… 18
- かぼちゃ羹 デ間 ……… 27
- かぼちゃの茶巾絞り デ間 ……… 107
- かぼちゃのモンブラン デ間 ……… 78

■カリフラワー・キャベツ
- カリフラワーピクルス 副菜 ……… 92
- キャベツスープ 汁 ……… 78
- 重ねロールキャベツ風 主菜 ……… 35
- キャベツのごま和え 副菜 ……… 69

■きゅうり
かぶときゅうりの和え物
　副菜……………………………127
きゅうりとセロリーのヨーグルトサ
　ラダ　副菜 ……………………96
きゅうりとトマトの二杯酢　副菜 …92
きゅうりとりんごのサラダ　副菜 …68
きゅうりの塩もみ　副菜 …………23

■ごぼう・こまつな
きんぴらごぼう　副菜 ……………92
こまつなとしらす干しのお浸し
　副菜 ……………………………68
こまつなのソテー　副菜 …………26
こまつなのたらこ和え　副菜 ……136

■さやえんどう
絹さやバター炒め　副菜 ………127
やまいもと絹さやの梅和え
　副菜 …………………………138

■だいこん
青菜と切干しだいこんのナムル
　副菜 …………………………106
切干しだいこんの炒め煮　副菜…122
なまりと切干しだいこんのいり煮
　副菜 ……………………………37

■チンゲンサイ
かじきとチンゲンサイの炒め物
　主菜 ……………………………34
チンゲンサイの磯辺和え　副菜 …19

■トマト
トマトライス　主食 ……………130
えびとトマトのたまご炒め
　主菜 …………………………134
きゅうりとトマトの二杯酢
　副菜 ……………………………92

■なす
あさりとなすのスパゲッティ
　主食 …………………………118
なすの炒め煮　副菜 ………………27

■菜の花・にら
豆腐と菜の花の炒め物　主菜 …135
菜の花とトマトのサラダ　副菜 …22
菜の花とほたてのお浸し　副菜 …37
にらとえのきのナムル　副菜 ……38
にらともやしのサラダ　副菜 …137

■はくさい・ピーマン
はくさいと肉団子のスープ　汁 …78
はくさいみそスープ　汁 ………132
ピーマンとちりめんじゃこの炒め煮
　副菜 ……………………………40

■ブロッコリー
ブロッコリーとかに缶のサラダ
　副菜 …………………………126
ブロッコリーの白和え　副菜 ……39
ブロッコリーのフレンチドレッシン
　グサラダ　副菜 ………………72
ブロッコリーのレモンじょうゆ
　副菜 …………………………137

■ほうれんそう
ほうれんそうのミニ三色丼　主食 26
がんもどきとほうれんそうの煮物
　主菜 …………………………104
青菜と切干しだいこんのナムル
　副菜 …………………………106
ほうれんそうときのこの磯辺和え
　副菜 ……………………………39
ほうれんそうときのこの和え物
　副菜 …………………………136

■もやし
にらともやしのサラダ　副菜 …137
もやしの梅肉和え　副菜 ………105

■レタス・れんこん
レタススープ　汁 ………………102
ひじきとレタスの煮物　副菜 ……40
わかめとれんこん入りつくね
　主菜 ……………………………35

■野菜全般・その他
野菜とあさりの雑炊　主食 ………31
具だくさんみそ汁　汁 …………102
夏野菜のカレースープ　汁 ………32
野菜スープ　汁 ……………………88
野菜たっぷりみそ汁　汁 …………32
おでん風　主菜 ……………………34
さけ缶と野菜の炒め煮　主菜 ……33
鶏ひき肉と野菜のいり豆腐　主菜 92
八宝菜　主菜 ………………………77
豚肉の野菜巻きレンジ蒸し
　主菜 …………………………134
豚肉の野菜ロール　主菜 …………34
みそポトフ　主菜 …………………35
モロヘイヤ納豆　主菜 …………122
焼き餃子　主菜 ……………………76
いかと野菜の中華和え　副菜 …126

糸こんにゃくと野菜の炒め煮
　副菜 ……………………………23
彩り野菜サラダ（ハニードレッシン
　グ和え）副菜 …………………77
いんげんのお浸し　副菜 ………118
かいわれだいこんのお浸し　副菜 27
きんぴら風炒め煮　副菜 …………39
こんにゃくとにんにくの茎カレー炒
　め　副菜 ……………………138
コンビネーションサラダ　副菜 …118
さといもと野菜の煮物　副菜 ……26
サワー漬　副菜 …………………105
三色お浸し　副菜 ………………123
ズッキーニのチーズ焼き　副菜 …136
とうがんのそぼろ煮　副菜 ……119
冷やし鉢　副菜 ……………………40
フレンチドレッシングサラダ
　副菜 ……………………………18
ポテトサラダ　副菜 ……………106
蒸し鶏サラダ　副菜 ……………122
めキャベツとかぶのスープ煮
　副菜 ……………………………22
野菜の炒め煮　副菜 ………………19
野菜の中華風和え物　副菜 ………26
しゅんぎくの草もち　デ間 ………42

果実類

彩り野菜サラダ（ハニードレッシン
　グ和え）副菜 …………………77
柿なます　副菜 ……………………38
きゅうりとりんごのサラダ　副菜 68
いちごのフローズンヨーグルト
　デ間 …………………………107
オレンジゼリー　デ間 ……………72
オレンジヨーグルト　デ間 ……108
さつまいもとりんごの重ね煮
　デ間 ……………………………19
バナナはちみつセーキ　デ間 ……43
バナナミルク　デ間 ………………93
ぶどうのふわふわゼリー　デ間 …41
フルーツ杏仁　デ間 ……………127
フルーツ白玉　デ間 ………………22
フルーツヨーグルト　デ間 ………88
ブルーベリーヨーグルト　デ間 …123
ミックスジュース　デ間 …………22
メロンくず　デ間 ………………139
もものブラマンジェ　デ間 ………41
りんごのコンポート　デ間 ………41
りんごフレンチ　離乳食 …………44

きのこ・海藻類

■きのこ類
- えのきの清し汁 汁 …………… 89
- きのこと豆のスープ 汁 ……… 126
- なめこ汁 汁 …………………… 123
- わかめときのこの清し汁 汁 …… 26
- きのこの冷やしサラダ 副菜 …… 105
- にらとえのきのナムル 副菜 …… 38
- ほうれんそうときのこの磯辺和え 副菜 …………………… 39
- ほうれんそうときのこの和え物 副菜 …………………… 136

■海藻類
- オクラととろろ昆布のおすまし 汁 …………………… 23
- 豆腐とわかめのスープ 汁 …… 118
- 豆腐とわかめのみそ汁 汁 …… 68
- わかめスープ 汁 ……………… 93
- わかめときのこの清し汁 汁 …… 26
- わかめとれんこん入りつくね 主菜 …………………… 35
- 刻み昆布とだいずの煮物 副菜 … 138
- じゃがいもとひじきのサラダ 副菜 …………………… 38
- ひじきとレタスの煮物 副菜 …… 40

魚介類

■あさり
- あさりとなすのスパゲッティ 主食 …………………… 118
- あさりの焼きうどん 主食 …… 22
- 野菜とあさりの雑炊 主食 …… 31
- じゃがいもとあさりのべっこう炒め 主菜 …………………… 104

■あじ
- あじの蒲焼き風 主菜 ………… 33
- あじのチーズはさみフライ 主菜 … 92
- あじのムニエル 主菜 ………… 69

■いか・いわし・えび
- いかと野菜の中華和え 副菜 …… 126
- いわしの蒲焼き丼 主食 ……… 100
- いわしハンバーグ 主菜 ……… 33
- えびとトマトのたまご炒め 主菜 …………………… 134

■かき・かじき・かに
- かきのチーズピカタ 主菜 …… 133
- かじきとチンゲンサイの炒め物 主菜 …………………… 34
- かじきのソテー野菜添え 主菜 … 133
- かにずし 主食 ………………… 31

■さけ
- さけごはん 主食 ……………… 26
- さけ混ぜごはん 主食 ………… 130
- さけ缶と野菜の炒め煮 主菜 … 33
- さけのカレー風味焼き 主菜 … 133
- さけの南蛮漬 主菜 …………… 97

■さば・さわら・さんま
- さばの竜田揚げ 主菜 ………… 104
- さわらのケチャップ炒め 主菜 … 127
- さんまの香り揚げ漬 主菜 …… 103

■たい・なまり・ぶり
- たいのホイル蒸し 主菜 ……… 23
- なまりと切干しだいこんのいり煮 副菜 …………………… 37
- ぶりの照り焼き 主菜 ………… 89

■ほたてがい
- ほたてピザ風 主菜 …………… 122
- 菜の花とほたてのお浸し 副菜 … 37

■魚介類全般・その他
- パエリア 主食 ………………… 100
- はんぺんの清し汁 汁 ………… 97
- むつのみそ漬焼き 主菜 ……… 19
- わかさぎのマリネ 主菜 ……… 119
- こまつなとしらす干しのお浸し 副菜 …………………… 68
- こまつなのたらこ和え 副菜 …… 136
- ピーマンとちりめんじゃこの炒め煮 副菜 …………………… 40
- いりこ揚げ デ間 ……………… 23
- メルルーサのおろし煮 離乳食 … 44

肉類

■牛肉
- ハヤシライス 主食 …………… 68
- ハンバーガー 主食 …………… 88
- ビビンバ 主食 ………………… 93
- 牛肉のパン粉焼き 主菜 ……… 123

■鶏肉
- 鶏肉の混ぜごはん 主食 ……… 126
- 鶏ささ身くるみみそ 主菜 …… 135
- 鶏ひき肉と野菜のいり豆腐 主菜 … 92

- わかめとれんこん入りつくね 主菜 …………………… 35
- とうがんのそぼろ煮 副菜 …… 119
- 蒸し鶏サラダ 副菜 …………… 122

■豚肉
- ジャージャー麺 主食 ………… 101
- はくさいと肉団子のスープ 汁 … 78
- 豆とウインナーのスープ 汁 … 132
- 重ねロールキャベツ風 主菜 … 35
- 豚ひき肉とたまねぎのいり豆腐 主菜 …………………… 36
- 豚肉とアスパラガスのオイスターソース 主菜 …………………… 134
- 豚肉の野菜巻きレンジ蒸し 主菜 …………………… 134
- 豚肉の野菜ロール 主菜 ……… 34

卵類

- たまごとツナのオープンサンド 主食 …………………… 131
- 豆腐とたまごのふわふわスープ 汁 …………………… 132
- うずらの巣ごもりたまご 主菜 … 22
- 韓国風たまご焼き 主菜 ……… 135
- ぎせい豆腐 主菜 ……………… 126
- スペイン風オムレツ 主菜 …… 88
- 目玉焼きの野菜付け合せ 主菜 … 103
- エッグノック デ間 …………… 108

牛乳・乳製品

- 牛乳みそ汁 汁 ………………… 102
- きゅうりとセロリのヨーグルトサラダ 副菜 …………………… 96
- さといものヨーグルトサラダ 副菜 …………………… 106
- アイスココア デ間 …………… 108
- オレンジヨーグルト デ間 …… 108
- バナナミルク デ間 …………… 93
- フルーツヨーグルト デ間 …… 88
- フルーツ杏仁 デ間 …………… 127
- ブルーベリーヨーグルト デ間 … 123
- マーマレードフローズンヨーグルト デ間 …………………… 139
- 抹茶あずきミルク デ間 ……… 108

菓子類・その他

- ホットケーキ 主食 …………… 72
- くずまんじゅう デ間 ………… 42

著者（執筆順）

田中　明（たなか あきら）　女子栄養大学教授

恩田理恵（おんだ りえ）　聖徳大学准教授

宮崎由子（みやざき よしこ）　京都女子大学教授

松田早苗（まつだ さなえ）　女子栄養大学短期大学部准教授

編者は巻頭に掲載してあります。

料理制作

松田康子　女子栄養大学准教授

駒場千佳子　女子栄養大学助教

千葉宏子　女子栄養大学助教

竹田千賀子　女子栄養大学生涯学習センター講師

指田夏美　女子栄養大学助手

池亜沙子　女子栄養大学助手

料理撮影

川上隆二

スタイリスト

丸山かつよ

中島寿奈美（アシスタント）

デザイン・レイアウト・ＤＴＰ制作

さくら工芸社

栄養食事療法シリーズ 6
小児・学童期の疾患と栄養食事療法

2009年（平成21年）3月10日　初版発行

編　者	渡邉　早苗
	寺本　房子　ほか
発行者	筑紫　恒男
発行所	株式会社 建帛社 KENPAKUSHA

〒112-0011　東京都文京区千石4丁目2番15号
TEL (03) 3944-2611
FAX (03) 3946-4377
http://www.kenpakusha.co.jp/

ISBN 978-4-7679-6135-4 C3047　　さくら工芸社／亜細亜印刷／常川製本
Ⓒ渡邉，寺本ほか，2009.　　　　　　Printed in Japan

本書の複製権・翻訳権・上映権・公衆送信権等は株式会社建帛社が保有します。
JCLS 〈(株)日本著作出版権管理システム委託出版物〉
本書の無断複写は著作権法上での例外を除き禁じられています。複写される場合は，(株)日本著作出版権管理システム (03-3817-5670) の許諾を得てください。